头痛合理用药与调养

主　编
薛　亮　蔡　鸣

副主编
谢英彪　张淳理

编著者
代民涛　卢　岗　王金勇
陈泓静　虞丽相　宋　健
彭伟明　史兰君　周晓慧

金盾出版社

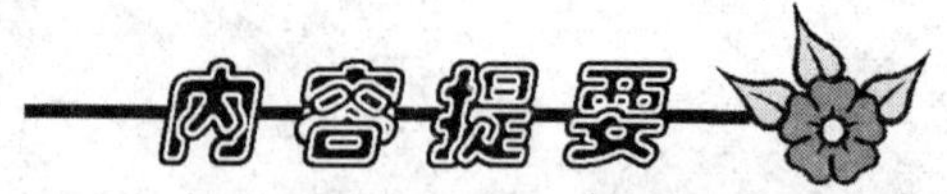

本书简要介绍了头痛的定义、临床表现、病理、病因、基础检查、临床诊断及鉴别诊断等基础知识，重点介绍了头痛的药物治疗和预防措施，包括西药治疗、中成药治疗、中药方剂治疗及饮食调养等方法。其内容科学实用，集知识性、趣味性为一体，适合头痛患者及大众阅读。

图书在版编目(CIP)数据

头痛合理用药与调养/薛亮，蔡鸣主编．—北京：金盾出版社，2015.7(2016.2重印)

ISBN 978-7-5082-9836-8

Ⅰ.①头… Ⅱ.①薛…②蔡… Ⅲ.①头痛—用药法②头痛—诊疗 Ⅳ.①R741.041

中国版本图书馆CIP数据核字(2014)第280245号

金盾出版社出版、总发行

北京太平路5号(地铁万寿路站往南)

邮政编码：100036 电话：68214039 83219215

传真：68276683 网址：www.jdcbs.cn

封面印刷：北京盛世双龙印刷有限公司

正文印刷：双峰印刷装订有限公司

装订：双峰印刷装订有限公司

各地新华书店经销

开本：850×1168 1/32 印张：8.5 字数：175千字

2016年2月第1版第2次印刷

印数：4 001～7 000册 定价：26.00元

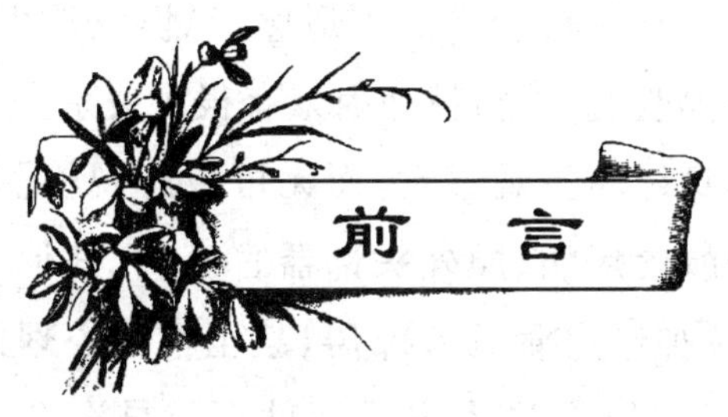

前言

头痛通常是指局限于眉毛和发际以上的头颅某部或全颅的疼痛和不适感。头痛是因为有致痛因子作用于头颅痛觉敏感组织内的伤害感受器,再经痛觉传导通路至中枢神经系统进行分析、整合而产生的痛觉。头痛是一种信号,它可以是头颅内外组织结构对致痛因素的一种反应,也可以是许多全身性疾病的一个症状,头痛出现往往提示体内可能存在着某些器质性病变。

引起头痛的原因是多种多样的,由于头颅内外组织结构中的痛觉末梢(即痛觉感受器)受到某种物理的、化学的(包括某些生物化学的)或机械性刺激,产生异常的神经冲动,经感觉神经通过相应的神经传导通路,传至大脑而感知。对于各种刺激造成疼痛的强烈程度、人体对此的感受并做出的反应,是不尽相同的。也就是说,相同程度的刺激或程度相近的疼痛对有些人只觉得像被蚂蚁咬了一口一样,而对另一些人则可以表现为疼痛难忍。当然,头痛并不是一种单纯对各种疼痛刺激所产生的感觉,而是有许多因素参与的一种十分复杂的组合。它包括严重的不适感、恐惧及反射活动、注意力及自主性等改变，并与精神因素有很大关系。

头痛本身纯属主观感觉，而无可供客观检测的、定量的标准。多种颅内疾病、颅外头部器官疾病、其他系统或全身性疾病，以及神经血管调节障碍，甚至精神心理因素都有可能引起头痛，并以头痛为主诉而就医。早在20世纪50年代，就有人调查健康人群，发现70%以上的人经历过头痛，可见头痛还是很常见的。

由于头痛对身体健康的威胁和对日常生活质量的影响不容轻视，为此我们组织相关临床专家和药物学家共同编著了这本《头痛合理用药与调养》，重点介绍了头痛形成的原因，中西药物治疗及饮食调养。本书是头痛患者的枕边必备书，也是基层医务人员的良师益友。在编著本书过程中参考了大量的中外文献资料，限于篇幅未能一一注明，在此谨致衷心的感谢！同时祝愿每一位头痛患者开卷有益，从此摆脱头痛的烦扰！

作者

目 录

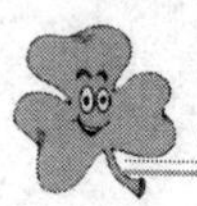

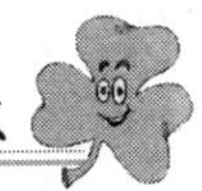

一、头痛的基础知识

1. 患者为什么要重视头痛

头痛不是一种单独的疾病，而是临床常见的症状，通常将局限于头颅上半部，包括眉弓、耳轮上缘和枕外隆凸连线以上部位的疼痛统称头痛。头痛病因繁多，神经痛、颅内感染、颅内占位病变、脑血管疾病、颅外头面部疾病，以及全身疾病如急性感染、中毒等均可导致头痛。发病年龄常见于青年、中年和老年。

许多疾病都可引起头痛。由各种产生疼痛的刺激因素如物理的、化学的、机械的因素产生的刺激，可以作用到广泛分布在皮肤、黏膜、肌肉、关节、血管、硬脑膜等处神经末梢的痛觉感受器，由此而产生的冲动沿着脑神经、颈神经等传入神经纤维到达大脑皮质的特定区域，由大脑皮质经过综合分析以后产生疼痛的感觉。头痛往往伴有一定的情感反应，其反应的程度个体之间差异较大。头痛是伤害性刺激作用于机体所产生的主观感受，其疼痛部位位于从眉棱部位至颈枕之间。引起头痛的原因是多种多样的，头痛可以是急性全身性感染或者颅内感染、颅内肿瘤、头部外伤、严重高血压、脑出血、蛛网膜下隙出血、严重的脑缺血、脑缺氧，以及眼、耳、鼻、鼻旁窦（副鼻窦）、口腔、牙齿、咽喉等许多疾病的常见症状。但大部分的患者所患的只是些肌紧张性头痛、血管性头痛或未能发现器质性病因的头痛。

人的头包括头部和面部两个部分，因此整个头面部发生的疼痛都可以叫作头痛，因为对头痛患者来说，从眉毛向上到头的后枕部区域内发生的头痛与面部发生的疼痛往往同时存在，不易截然分开。由于引起头痛的原因十分复杂，头痛发作的形式也是多种多样的，有时，头痛症状可以是某种疾病的主要特征或危险信号，而有时则可能是某些疾病的并发症。在许多时候，头痛可与全身疾病有关，可以说，从普通的伤风感冒到颅内外各种疾病，包括如脑卒中、脑肿瘤等严重疾病均可以引发头痛。所以，对头痛必须予以足够的重视。

2. 头痛的病因有哪些

引起头痛的病因众多，大致可分为原发性和继发性两类。前者不能归因于某一确切病因，也可称为特发性头痛，常见的如偏头痛、紧张性头痛。后者病因可涉及各种颅内病变如脑血管疾病、颅内感染、颅脑外伤，全身性疾病如发热、内环境紊乱，以及滥用精神活性药物等。

（1）感染：颅内感染或身体其他系统急性感染引起的发

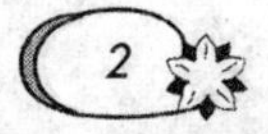

热性疾病。常引发头痛的颅内感染如脑膜炎、脑膜脑炎、脑炎、脑脓肿、颅内寄生虫感染(如囊虫、包虫)等;急性感染如流行性感冒、肺炎等疾病。

(2)血管病变:蛛网膜下隙出血、脑出血、脑血栓形成、脑栓塞、高血压脑病、脑供血不足、脑血管畸形等。

(3)占位性病变:颅脑肿瘤、颅内转移癌、炎性脱髓鞘假瘤等引起颅内压增高引发的头痛。

(4)头面、颈部神经病变:头面部支配神经痛如三叉神经、舌咽神经及枕神经痛。头面五官科疾病如眼、耳、鼻和牙疾病所致的头痛。颈椎病及其他颈部疾病引发头颈部疼痛。

(5)全身系统性疾病:高血压病、贫血、肺性脑病、中暑等引起头痛。

(6)颅脑外伤:如脑震荡、脑挫伤、硬膜下血肿、颅内血肿、脑外伤后遗症。

(7)毒物及药物中毒:如酒精、一氧化碳、有机磷、药物(如颠茄、水杨酸类)等中毒。

(8)内环境紊乱及精神因素:月经期及绝经期头痛。神经症躯体化障碍及癔症性头痛。

(9)其他:如偏头痛、丛集性头痛(组胺性头痛)、头痛型癫痫。

3. 头痛是如何分类的

(1)临床上根据头痛的起病方式可分为:①急性起病的

头痛。常见如蛛网膜下隙出血和其他脑血管疾病、脑膜炎或脑炎等。②亚急性起病的头痛。如颞动脉炎、颅内肿瘤等。③慢性起病的头痛。如偏头痛、紧张性头痛、丛集性头痛、药物依赖性头痛等。

(2)根据头痛发生病因可分为:①原发性头痛,包括偏头痛、紧张性头痛、丛集性头痛等。②继发性头痛,包括头颈部外伤、颅颈部血管性因素、颅内非血管性疾病、感染、药物戒断、精神性因素等多种原因所致的头痛。③脑神经痛、中枢性和原发性面痛,以及其他颜面部结构病变所致头痛及其他类型头痛。

4. 如何区别头痛的程度

头痛是一种症状,引起头痛的病因各种各样,头痛的性质也各不相同,它的发作形式、持续时间也有所不同。但是在对头痛程度的描述中,根据每一个人对疼痛忍受性的不同,在本人对头痛的描述中往往不能很正确地说清楚头痛的程度。有人专门为此制订了一个头痛的评分标准:①1分:轻度头痛,不伴恶心、呕吐,不影响日常生活,对一般的镇痛药有效。②2分:中度头痛,伴恶心、呕吐,可影响日常生活,需用麦角胺类药物或更强的镇痛药方能奏效。③3分:重度头痛,头痛剧烈,伴恶心、呕吐,头痛的发作使患者难以忍受,并且严重影响日常生活。

头痛单位指数(HUI)=合计头痛评分/观察总天数。

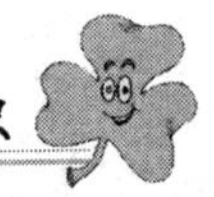

由于头痛程度通常受病变存在部位、颅内外痛觉敏感组织受侵害状况、每个人对疼痛所产生的个体反应的差异或受许多因素影响，所以头痛程度并不一定能正确反映疾病的轻重。也可以说，头痛的严重程度不一定和引起头痛原发病的严重程度相一致。但是，了解各种头痛程度的强弱，对进一步了解引起头痛的原因还是有一定帮助的。

按头痛程度的强弱情况可以分 3 种：①剧烈头痛多见于三叉神经痛、偏头痛、丛集性头痛、蛛网膜下隙出血、颞动脉炎等。②中等程度头痛常见于脑肿瘤、慢性炎症引起的头痛等。③轻度或轻度到中度头痛的有眼源性、鼻源性、齿源性、脑外伤后头痛等。

头痛的程度与引起头痛的疾病的严重性并不一定呈平行关系。因为有许多功能性的头痛，如神经症引起的头痛可以在患者自我感觉中表现得十分剧烈，而一些十分严重的疾病如脑肿瘤在开始时往往没有头痛或只有轻微的头痛，等到头痛十分剧烈时往往表示肿瘤已比较大，引起颅内压升高比较明显了。因此，不能因为仅有轻微头痛而不把它当成一回事。但是，对头痛的过分关注有时也不一定有必要，有一些功能性头痛患者常常因为头痛而到处求医，做各种各样的检查，做了脑电图不放心，做 CT 以后还是不放心，再做共振检查（MRI）仍觉不放心。其实，这类患者应当接受心理治疗。

5. 对疼痛敏感的头部组织有哪些

头痛与机体其他部位疼痛的发生过程一样，多数都是由于致痛因子（物理性或化学性的）作用于头部疼痛敏感组织内的感受器，经痛觉传导通路至中枢神经系统进行分析、整合而产生痛觉。当然，心因性精神因素所致头痛纯属于患者的主观体验。头部对疼痛敏感的组织有以下几部分。

（1）颅外部分：颅外的各种结构如头皮、皮下组织、肌肉、帽状腱膜、骨膜，以及血管、肌肉和末梢神经等，对疼痛均较敏感。其中主要结构如下。

①颅外动脉。颅外动脉对各种理化因子的刺激而产生的疼痛为最常见。头面部动脉分布非常丰富，前额部有来源于颈内动脉的额动脉和眶上动脉。颞部和枕部有来源于颈外动脉的颞浅动脉、耳后动脉及枕动脉。各种原因致使血管内腔扩张，管壁牵拉、扭转等都产生明显头痛，其中颞浅动脉、耳后动脉及枕动脉最为敏感。颅外静脉与同名动脉伴行，但对痛觉较迟钝。

②颅外肌肉。颅外的头颈部肌肉持续性地收缩和血流受阻，引起各种代谢产物堆积、释放出“致痛因子”而产生头痛，如紧张性头痛。经常造成头痛的肌肉有：位于头部两侧颞窝内的颞肌，位于颈部深层的头半棘肌、头最长肌、颈最长肌、颈髂肋肌及枕下肌群；其次，还有颈部中层的头夹肌和颈夹肌，浅层的斜方肌、肩胛提肌和菱形肌等。

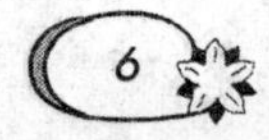

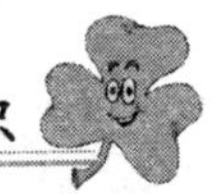

③颅外末梢神经。分布于颅外的末梢神经对疼痛也十分敏感。若受到刺激可产生深部放射痛，常被患者诉为头痛。临床上造成头痛的神经有：额部的滑车上神经的眶上神经，属于三叉神经第一支的分支。颞部的耳颞神经，属于三叉神经的第三支。顶枕部的枕大神经、枕小神经和耳大神经都属于脊神经颈丛的分支。

④头颅骨膜。头颅骨膜所造成的疼痛程度因部位而异。如头顶部的骨膜几乎无痛感，而颅底部骨膜对疼痛敏感。头骨、板障静脉及导水管无痛觉。

(2)颅内部分：颅内结构对疼痛敏感的主要是硬脑膜、血管和脑神经。

①硬脑膜。硬脑膜对疼痛的敏感程度各部位是不同的。颅顶部的硬脑膜只有硬脑膜动脉两旁5毫米以内的部分和静脉窦边缘部分对疼痛敏感，其余的硬脑膜对痛觉均较迟钝。颅顶硬脑膜的形成物——上矢状窦，其前1/3对痛觉迟钝，越向后对痛觉越敏感。颅底的硬脑膜对疼痛均较敏感。前颅凹底部的硬脑膜以嗅球窝处痛觉最敏感。中颅凹底部的硬脑膜对疼痛感觉迟钝。后颅凹底部沿核窦、乙状窦两边的硬脑膜痛觉比较敏感。

②颅内血管。硬脑膜动脉比硬脑膜对疼痛更为敏感，其中以硬脑膜中动脉对疼痛最为敏感。脑动脉中，颈内动脉有痛感。大脑前动脉从起始部到折向内侧面的膝部有痛感，其余部分则痛感极迟钝或无痛感。大脑中动脉从起始部起1～2厘米以内有痛感。脑底的椎-基底动脉主干有痛感，其他部位痛感如何，目前尚不清楚。大脑静脉多无痛

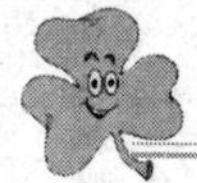

感，仅在它们与静脉窦相接处数毫米以内的部分可有痛感。

③脑神经根。神经根如三叉神经、面神经、舌咽神经、迷走神经在颅内的根丝受到刺激或牵拉时会出现疼痛。

④蛛网膜。除在脑底的大血管周围部分的蛛网膜有痛感之外，几乎均无痛感。脑实质、室管膜、脉络丛为无痛感组织。

6. 引起头痛的因素有哪些

(1)物理因素：能引起颅内外致痛组织炎症、损伤的各种原因，因肿物压迫等原因导致血管牵引、伸展、移位、扩张，脑膜受刺激，肌肉收缩，直接刺激支配头面部的感觉神经等，均可引起头痛。

(2)生物化学因素：如去甲肾上腺素可使血管收缩，组胺可使颅内血管扩张，缓激肽可产生无菌性炎症及反应等。这些物质都可诱发头痛。

(3)内分泌因素：如偏头痛在月经期好发，妊娠期缓解，更年期不发，而紧张性头痛在更年期往往加重。静脉注射前列腺素可引起剧烈的头痛。头痛的发作和缓解往往与内分泌有较密切的关系。

(4)神经精神因素：当人的身心受到外界环境的不良刺激时往往会产生忧虑、焦虑等情绪，从而导致头痛的发作。

(5)其他因素：如眼、耳、鼻及鼻旁窦、牙齿、颈部的疾病及感冒，高血压等许多疾病也会有头痛的表现。

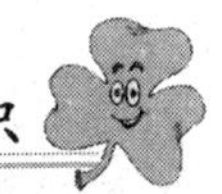

另外，还有相当多的头痛患者查无原因，但感到头部发胀、沉重、束紧等。而且大多有疲乏、失眠、注意力不集中、记忆力减退等症状，这是属于神经衰弱患者的功能性头痛。

7. 季节变化对头痛的发病有什么影响

一些经常犯头痛病的老病号，有时对自己的病会摸出一些规律来。有时，他们会告诉别人或医生，每年一到春夏季节，自己就好犯头痛病。

根据流行病学调查，有一些头痛，如血管性头痛确实与季节有一定关系，特别在夏季气温升高时，最容易诱发偏头痛的发作。除了天气炎热、血管容易扩张以外，日长夜短、睡眠时间不足等也是诱发偏头痛的原因之一。有人指出，每天睡眠时间不足6小时的情况下，很容易诱发偏头痛。此外，春夏之际，雨水较多，天气湿热，气压较低等情况也是偏头痛的诱发因素之一。由此可见，在偏头痛的诸多诱发因素中，气候变化确实占有一席之地。

其他的一些头痛，如三叉神经痛在秋末冬初、气温骤降时最易发病。与此相同，脑卒中也与季节气候有关，即温度越低、气压越高的情况下出血性脑卒中的发生率越高。这是因为恶劣的气候可使人体内正常的血管调节功能发生紊乱，骤冷的气候能刺激交感神经的兴奋性，使体内的去甲肾上腺素和儿茶酚胺等物质分泌增加，从而引起小动脉血管收缩，血压增高，造成脑血管破裂而引发出血性脑卒中。因此，由出血性脑卒中引起的头痛自然就和季节变化挂上了钩。此外，寒冬季节，不少人家关门闭窗，围炉取暖，容易发生一氧化碳中毒（煤气中毒），由此引起的头痛也是在冬季高发。夏季则因在烈日下田间劳动或车间工作，容易出现中暑，也能引起头痛。

由于肿瘤、外伤、感染等原因引起的器质性头痛则与季节和气候无明显关系。

8. 头痛时伴随的症状有什么意义

（1）头痛同时常伴有剧烈的恶心、呕吐、颈项强直等颅内压增高及脑膜刺激症状者，多见于肿瘤、脑膜炎、蛛网膜下隙出血、脑出血等。而突发性头痛伴出汗、恶心、呕吐，吐后头痛缓解者，可见于偏头痛发作。

（2）在头痛的同时有明显的眩晕者，提示后颅窝病变，如小脑肿瘤、小脑脑桥角肿瘤、椎-基底动脉供血不足、椎动脉型的颈椎病等。

（3）当患者在体位变化时头痛加重，特别是当头处于某种特定的位置时出现头痛加重或出现意识障碍者，常见于第三脑室附近肿瘤或脑室内肿瘤、后颅窝及高颈部病变等。

（4）如果在头痛的同时伴有视力障碍及其他眼部症状的，如眼源性头痛中的青光眼可伴有虹视，椎-基底动脉供血不足引起的头痛可伴有一过性黑矇，典型偏头痛发作时有

视觉先兆如闪光性暗点、偏盲等，特别是当持续性头痛伴有复视时，则要警惕有无脑肿瘤的存在。

(5)伴有脑神经麻痹或其他神经定位体征的头痛，常常由脑肿瘤、脑出血、硬膜下血肿等引起。

(6)如果在头痛的同时出现精神症状，特别是在病程早期就出现精神症状如表情淡漠或欣快、幻觉、哭笑无常等，可能为额叶肿瘤或病毒性脑炎。

(7)血管性头痛发作时可以出现自主神经系统功能紊乱的症状，如冷汗、面色潮红或苍白、血压波动、恶心、呕吐、乏力、心悸、腹泻等。

(8)其他全身反应如疲劳、发热、食欲减退、消瘦等，可以出现在由于全身性疾病引起的头痛时。

由此可见，在发生头痛时如果能细心观察其伴随症状，则有利于对头痛病因的正确诊断。

9. 发生头痛的速度为什么会不同

头痛发生速度的快慢对了解引起头痛的起因有帮助。患者如果是突然发作的急性头痛，同时伴有恶心、呕吐及意识障碍，但不伴有发热，多数是脑血管病引起的。颅内肿瘤引起的头痛是因为肿瘤由小逐渐长大，颅内压慢慢增加到一定程度时才发生，因此起病慢，对什么时候开始头痛，患者常不能确切地讲清楚。这种头痛在初期可以是间歇性的、轻度的，但随着肿瘤的逐渐长大，颅内压一点一点增高

而头痛也表现为持续性、进行性的加重。同样也是缓慢发生的头痛，如果不伴有颅内压增高者，常可见于肌紧张性头痛或头部各种器官病灶引起的头痛等。

血管性头痛可以说痛就痛，但通常持续时间不太长，或睡一觉醒来时头痛就可以消失得无影无踪。功能性头痛以头顶部重压性头痛为常见，发生较慢，疼痛程度也较轻，患者虽然也为此十分苦恼，甚至痛苦不堪，但常可以忍受。而三叉神经痛时，可以在洗脸、刷牙、吃东西等情况下触及三叉神经末梢的痛觉感受器而造成一触即发的剧痛，常常使患者感到难以忍受。少数患者还会因此而产生一种生不如死的感受。患者在多次触发剧痛、接受教训以后变得不敢洗脸、刷牙，甚至不敢吃饭，以免触及那个能引起剧痛的部位。脑梗死、中毒、高血压等引起的头痛发生的速度常呈亚急性或慢性起病的速度。

10. 头痛部位不同有什么重要性

(1)头顶部痛:功能性或精神疾病性头痛。

(2)后枕部痛:蛛网膜下隙出血、脑膜炎、高血压性头痛、颈性头痛、后颅窝肿瘤、肌紧张性头痛、枕大神经痛。

(3)眼部或眼眶周围部(一侧或双侧)痛:颅高压性头痛、青光眼、丛集性头痛、一氧化碳中毒性头痛、三叉神经痛(第一支)。

(4)前头痛:后颅窝肿瘤、丛集性头痛、副鼻窦炎性头

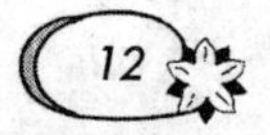

痛、三叉神经痛、小脑天幕上肿瘤。

(5)偏头痛:血管性偏头痛、耳源性头痛、副鼻窦炎性头痛、齿源性头痛。

(6)全头痛:脑肿瘤、紧张性头痛、低颅压性头痛、颅高压性头痛、感染性头痛等。

11. 什么叫偏头痛

偏头痛是一种历史十分悠久的头痛病,它起源于2 500年前的古希腊。有一位著名的医生叫希波克拉底,他在自己的行医生涯中发现有不少头痛患者发作时往往表现为一侧性的头痛,即仅左半侧头痛或右半侧头痛,而且可以经常反复地发作,每次发作时头痛的性质和发作过程也往往很相似,表现为前额外侧太阳穴处的搏动性头痛,伴有恶心想吐的感觉,有时头上可以出冷汗,发作前及发作时往往伴有视觉症状等。他就把这一类型的头痛称为“偏头痛”,这个名字一直被沿用至今。

随着科学不断进步及人类对偏头痛研究的逐渐深入,人们开始发现这种头痛不仅仅局限于头的一侧,有时可以二侧均痛。有些患者的头痛仅位于额部外侧的太阳穴处,也可以扩展到头的顶部、枕部或全头痛。并且确定偏头痛是一种血管性头痛。血管性头痛是一种周期性发作的头痛,发作时患者感到偏侧太阳穴、眼睛周围或者半侧前额有跳动样的疼痛。发作时可伴有食欲缺乏、恶心、呕吐、视力障碍、怕光、烦躁等反应。情绪紧张、疲劳、心理冲突、惊吓、恐惧等是引发偏头痛的主要因素。因为情绪紧张可以促使颅内动脉血管收缩和扩张功能紊乱，血管张力过高，而血管中有丰富的神经末梢，对疼痛的反应极为敏感，于是患者便会感到半侧头部发生跳动样疼痛，有头部胀痛感和灼热感。偏头痛有时发生在工作、生活情绪特别紧张的时候，有时发生在持续的紧张结束，突然松弛下来的时候，但实际上还是与前面的紧张有关。

12. 什么是中毒性头痛

某种物质进入人体后，侵害器官或组织，引起功能性或器质性病变称为中毒。能引起中毒的物质称毒物（绝大部分是外来的，少数是内生性或内源性毒物）。由毒物引起中毒并伴有头痛，称为中毒性头痛。

按中毒发生的时间可分为急性、亚急性和慢性中毒3种。由于毒物的毒性较剧烈或大量毒物短时间内进入体内，很快引起症状，甚至危及生命，称急性中毒。若小量毒物逐渐进入人体，在体内蓄积到一定程度方出现中毒症状，称为慢性中毒。亚急性中毒则是指介于急性和慢性中毒之间者。

几乎所有的内、外源性中毒均伴有头痛。头痛可以作为中毒的早期症状，也可以作为急、慢性中毒的主要症状及急性中毒之后恢复期症状之一。

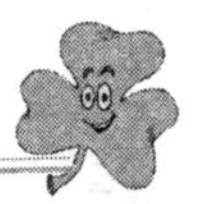

13. 什么是脑血管疾病引起的头痛

脑血管疾病系指由于脑部血管发生病变或全身血液循环紊乱所致的脑组织供血障碍，中医称之为中风或卒中。头痛是脑血管疾病最常见的症状，有时候是主要的症状。由于类型不同，头痛的表现有较大差异。

常见引起头痛的脑血管疾病有：脑血管畸形、蛛网膜下隙出血、脑出血、脑血栓、脑栓塞、脑动脉硬化等。

14. 什么是颞动脉炎性头痛

颞动脉炎是好发于50岁以上中老年人的一种较少见的炎性血管病，以60～75岁最常见，也称为老年性动脉炎。女性多见，其发病率约为男性的3倍。

颞动脉炎又称巨细胞动脉炎，属于一种结缔组织病。头痛多位于头皮表浅部位及颞部和眼眶周围，也可累及额部和枕部，头痛的性质，开始为搏动性伴烧灼性样疼痛，随病程进展变为持续性灼烧样痛。患者在咀嚼时出现疼痛，并可以此为首发症状。患者的颞动脉变粗、增厚、搏动消失，用手指按压时有疼痛（压痛）。全身症状有低热、无力、食欲缺乏、肌肉疼痛、焦虑、忧郁等。若眼动脉受到影响，可出现视力障碍，观物不清，甚至失明，这也是比较常见的

症状。

颞动脉炎不但会引起严重的头痛，还可以出现全身乏力、体重减轻、食欲缺乏、恶心呕吐、低热、情绪低沉、抑郁、全身肌肉酸痛，特别是上臂和大腿的肌肉明显酸痛等全身症状。此外，颞动脉炎常可同时伴有视网膜动脉闭塞，因此有 30%～50%的患者可以产生中心暗点、黑矇、怕光、视物模糊、复视甚至单眼失明等眼睛症状，给患者带来巨大的痛苦。因此，对颞动脉炎的患者来说，一旦发现应该及早就诊，及时治疗。

15. 什么是紧张性头痛

(1)紧张性头痛的定义：紧张性头痛是间歇的，也就是断断续续的，又被称为肌源性头痛或肌肉收缩性头痛，是由于颈部或头部肌肉的痉挛收缩而引起的疼痛，是一种常见的头痛，也是临床上典型的心身疾病。

紧张性头痛临床表现主要为颈部和头面部肌肉因持续性收缩而产生的头部压迫感、沉重感，大约有 90%以上的紧张性头痛患者为两侧头痛，多为两颞侧、后枕部及头顶部或全头部。

头痛性质为钝痛、胀痛、压迫感、麻木感和束带样紧箍感。年龄小的患儿很难描述头痛的性质。年龄大的患儿会诉说头有被压的沉重感或头像带了“孙悟空的紧箍咒”一样。头痛的强度为轻度至中度，很少因头痛而卧床不起或

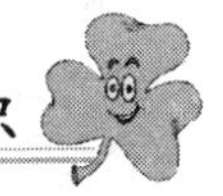

影响日常生活。有的患儿可有长年累月的持续性头痛。激动、生气、失眠、焦虑或忧郁等因素常使头痛加剧。紧张性头痛与学校因素有关时，患儿往往在早晨上学的时候突然出现头痛，可持续在校的几个小时内，但放学以后，患儿在进食、玩耍和休息的时候，头痛可以消失。轻者在明显紧张时才发生头痛。慢性者的头痛可以持续半小时或半天，甚至可持续数日。在考试期间，因心理负担较大和社会压力增加，头痛可很厉害，呈现一种强化的状态。放假、休息及心理负担减轻的时候，头痛会减轻和消失。一般不伴有反胃，恶心，呕吐等极度不快的感觉。在检查时可以发现颈部和颞部紧张的肌肉。但不论是全身和神经系统的查体，还是脑电图、眼底的检查，都没有异常的发现。

(2)紧张性头痛的特点：所谓紧张性头痛主要是由于头皮及颈肌的收缩所引起的，这种肌肉收缩往往是患者在日常生活中，因各种心理、社会的应激导致精神上的过度紧张所造成的躯体性后果。也就是说，因为某些精神因素或由于职业性的强迫体位，如长期从事伏案低头工作的教师、学生、刺绣、缝纫、木匠、车工、流水线作业工、会计、计算机操作人员等，常可以因颈部肌肉持久的收缩而引起头痛，并可以在情绪紧张、焦虑、烦躁时加重。一般多见于青壮年，女性多见。头痛呈挤压样、束带紧箍样、钳夹样牵扯痛或胀痛，以后枕部及头顶部为主，也可以是在两颞部或两额部，有时为弥散性的全头痛，转动头部时头痛可以加重。少数紧张性头痛患者也可以出现搏动性头痛或尖锐的刺痛。当疼痛强烈时，患者常常可以觉得眼前有斑点闪现，但不是典型偏头痛那种城堡样的视幻影，两者间需注意加以区别。头痛持续时间可从数分钟至数小时或数天不等，有些患者甚至声称自己的头痛已持续数年无缓解。头痛发作时通常不伴有恶心呕吐，但往往可伴有情绪不稳定、易激动、爱发脾气、睡眠欠佳，在遇到不愉快、不顺心的事，或面临各种精神上、工作上、生活中的压力时尤易引起发作。妇女月经期和更年期发作也更明显。按摩头皮或后枕部，可使头痛有所缓解。体格检查时，除了颈部肌肉有压痛、头颈部及肩背部肌肉有僵硬感、不易放松以外，其他常无特殊发现。由于头痛的持续存在，导致患者精神更加紧张和焦虑不安，并出现睡眠不佳，如此可以形成恶性循环，导致头痛进一步加重。

症状性紧张性头痛是指在头颅、五官、颈椎等疾病基础上产生的紧张性头痛，或者称为继发性紧张性头痛，其中以颈椎病引起的紧张性头痛最为常见。当颈椎病如颈椎的椎间盘突出、骨质增生、椎管狭窄、椎关节失稳等累及颈部肌肉，引起肌肉持久、痉挛性收缩，导致肌肉的血液循环障碍、局部缺血缺氧使乳酸在肌肉中堆积。同时，缺血缺氧还可以使局部产生 5-羟色胺、缓激肽等致痛物质而引起疼痛，也可以由于直接压迫到颈神经根而引起颈性头痛。其他如手术、外伤、感染等原因可反射性地引起头颈部肌肉持续收缩，也可以产生症状性的紧张性头痛。

16. 什么是丛集性头痛

丛集性头痛是指在某个时期内突然出现一系列的剧烈

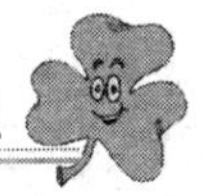

头痛，一般无前兆，疼痛多见于一侧眼眶或（及）额颞部，可伴同侧眼结膜充血、流泪、眼睑水肿或鼻塞、流涕，有时出现瞳孔缩小、垂睑、脸红、颊肿等症状。头痛多为非搏动性剧痛，患者坐立不安或前俯后仰地摇动，部分病人用拳击打头部以缓解疼痛。不少患者的头痛在固定时间内出现，每次发作持续 15～180 分钟，可自行缓解。发作持续 2 周至 3 个月（称为丛集期），许多患者的丛集期在每年的同一季节发生，间歇期数月到数年，其间症状完全缓解，约 10％的患者有慢性症状。

本病多见于青年（20～40 岁），男性为女性的 4～5 倍，一般无家族史。分为发作性和慢性。丛集性头痛发作时无先兆，头痛固定于一侧眼及眼眶周围。发作多在晚间，初感一侧眼及眼眶周围胀感或压迫感，数分钟后迅速发展为剧烈胀痛或钻痛，并向同侧额颞部和顶枕部扩散，同时伴有疼痛侧球结膜充血、流泪、流涕、出汗、眼睑轻度水肿，少有呕吐。60％～70％患者发作时病侧出现 Horner's 征。头痛时患者十分痛苦，坐卧不宁，一般持续 15～180 分钟，此后症状迅速消失，缓解后仍可从事原有活动。发作呈丛集性，即每天发作 1 次至数次，每天大约在相同时间发作，有的像定时钟一样，几乎在固定的时间发作，每次发作症状和持续时间几乎相同。丛集性发作可持续数周乃至数月后缓解，一般 1 年发作 1～2 次，有的患者发病有明显季节性，以春秋季多见。缓解期可持续数月至数年，本病 60 岁以上患者少见，提示其病程有自行缓解倾向。

慢性丛集性头痛极少见，占丛集性头痛不足 10％，可以由发作性丛集性头痛转为慢性，也可以自发作后不缓解呈持续性发作。慢性丛集性头痛临床症状与发作性丛集性头痛临床症状相同，症状持续发作 1 年以上，或虽有间歇期，但不超过 14 天。

发作时多伴有患侧鼻塞、流涕、流泪、结膜充血。由于长期头痛，患者会出现情绪抑郁。性格改变等精神症状。

丛集性头痛特点是头痛发作似成群而来，表现为一连串密集的头痛发作。发作呈周期性，无前驱症状。发作时疼痛从一侧眼窝周围开始，急速扩展至额颞部，严重时可涉及对侧，兼有钻痛或灼痛，可于睡眠中痛醒。特征性的伴发症状有颜面潮红、出汗、患侧流泪、结膜充血、鼻塞。除颞浅动脉怒张外，尚有患侧瞳孔缩小，眼睑下垂等不全性 Horner's 综合征。

每天可发作 1～2 次，每次发作持续时间为数十分钟至 3 小时，缓解时间很长。患者很少有后遗的疲乏或嗜睡情况，头痛每天有规律地在大致相同的时间发生，常于午后或凌晨发作。饮酒或服用硝酸甘油可以激发头痛发作。头痛常局限于同一侧。

17. 什么是低颅压性头痛

正常成人脑脊液压力在侧卧位时为 60～180 毫米汞柱，若脑脊液压力低于 60 毫米汞柱者，即为低颅内压综合征。颅内低压最突出的症状是头痛，头痛多位于额部和枕部，有

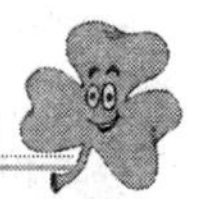

时波及全头,或向项、肩、背及下肢放射,性质为钝痛或搏动性痛。其头痛与体位有明显关系,当患者坐起或站立时头痛剧烈,平卧或头低脚高位则很快消失或明显减轻,因此常被迫卧床不起。

当颅内压降低时,特别是由于脑脊液量不足导致的低颅压时,脑脊液正常具有的“液垫”作用减弱,脑组织因重力的作用而下沉移位,导致颅底的血管、脑膜、脑神经及静脉窦等对疼痛敏感的组织因受牵拉而产生疼痛感,从而产生低颅压性头痛。与颅高压性头痛不同的是,低颅压性头痛一般不会出现视神经乳头(视盘)水肿,虽然也可以出现恶心,但却很少会出现呕吐,而且平卧时头痛减轻、站立位时头痛加重也是与颅高压性头痛相反的。此外,饮用大量淡盐开水或静脉滴注生理盐水可以缓解头痛是和颅高压性头痛另一个不同之处。

18. 什么是癫痫性头痛

癫痫性头痛可能系各种疾病导致间脑部位异常放电所致。疼痛多较剧烈,多为深部的胀痛、炸裂样痛,常不同程度地伴有呕吐、神经系统损害体征、抽搐、意识障碍、精神异常,以致生命体征的改变。

多见于青少年及儿童、头痛呈剧烈搏动性痛或炸裂痛,发作和终止均较突然,为时数秒至数十分钟,偶可长达 1 天,发作频率不等。可伴有恶心、呕吐、眩晕、流涕、流泪、腹痛、意识障碍或恐惧不安等。脑电图检查特别在发作时经常有癫痫波型，也可有其他类型的癫痫发作史、癫痫家族史和有关的病因史，服用抗癫痫药物可控制发作。

检查要突出重点，即根据问诊材料考虑到最大可能的某种或某几种疾病后，首先加以检查，以求尽快肯定或否定某些诊断。例如，头痛而有呕吐的患者，一旦病史不符合偏头痛、青光眼、癫痫、胃肠道病变等时，应即考虑到颅内病变，要尽快进行一系列神经系统和有关的实验室检查，直至确定诊断为止。

在明确头痛病因后，有时还需要进一步的检查，这是由于：①头痛原因可能不止一个，如偏头痛患者易患高血压。脑外伤后头痛除神经衰弱表现外，还可合并有其他类型的甚至颅内并发症的头痛。②一种头痛的病因可继发另一种病因的头痛，如副鼻窦炎可诱发眶上神经痛，中耳炎可继发颅内脓肿等。在临床上均应提高警惕。

19. 什么是脑寄生虫病引起的头痛

生物病原体如蠕虫及原虫的成虫、幼虫或虫卵感染人的脑部，引起脑损害或炎症性反应，统称为脑寄生虫病。

常见的有脑囊虫病、脑型血吸虫病、脑型肺吸虫病、脑型包虫病及脑型疟疾等。各种脑寄生虫病除可引起多种神经系统损害外，还可产生程度不同的头痛，这就是脑寄生虫病引起的头痛。严重者甚至危害生命，需积极防治。

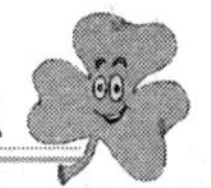

20. 什么是三叉神经痛

三叉神经是从脑内发出的12对脑神经中的第五对脑神经，也是所有的脑神经中最粗大的一对脑神经。由于它从脑干外发出来以后很快像一棵大树一样分成3根神经分支，再分出许多小的分支分布到头面部的三叉神经支配区，所以叫作三叉神经。三叉神经中的任何1根疼痛都叫三叉神经痛，而不是指3根神经一起痛才叫三叉神经痛。

40岁以下的人很少出现三叉神经痛，大约有2/3以上的患者都在50岁以上才发病，女性的发病率要比男性高2倍。三叉神经痛在发作时可以在头面部三叉神经各分支特定的分布区内发生短暂性的剧痛，每次发作仅数秒钟，每日可发作数十次到数百次，痛时犹如电击样、烧灼样、刀割样、针刺样，患者的脸部可因剧痛而呈扭曲状。其中，以三叉神经第二支及第三支疼痛发作最为多见，且绝大多数为单侧，双侧性极少，仅占3%。一侧三叉神经痛发作时疼痛不会超过中线，如左侧的三叉神经痛发作时不会痛到右边的脸上。严重的患者在洗脸、刷牙、说话、咀嚼、吞咽时均可诱发，以致患者不敢刷牙、洗脸，甚至连饭也不敢吃，话也不敢说。这主要是因为这些动作可以触及三叉神经某一个分支末梢点而触发疼痛。临床上把这种点叫作“扳机点”，意思是说这些点同手枪的扳机一样，一触即发。在两次发作之间是没有疼痛的，可以如正常人一样。三叉神经痛往往只固定在某一分支分布区，如疼痛从面颊部开始向上颌、上唇、眼睛下方扩散时表示是三叉神经第二支上颌支的疼痛，第三支下颌支的疼痛则起自耳前向下扩散到下唇、下颌及同侧半边舌头。单独的三叉神经第一支眼支的发作很少见，疼痛位于眼眶上方及额部，通常可以和第二支疼痛并存。

在三叉神经痛发作的间歇期内，在患者身上常常查不到什么异常的体征。如果在疼痛间歇期内，在疼痛发作的三叉神经分布区内检查出有感觉异常的改变时，或在缓解期内，疼痛不能完全消失，局部仍有不适感觉如面部痛觉减退、角膜反射消失、颞肌和咬肌萎缩、张口下颌偏斜等，在做详细的检查时常常可以发现除三叉神经以外的邻近脑神经损害的征象，这往往是由三叉神经节或三叉神经附近的肿瘤、血管病变、炎症等病变引起的，即所谓的继发性三叉神经痛。

21. 什么是蛛网膜下隙出血时头痛

当脑表浅血管破裂使大量血流快速流入蛛网膜下隙，再加上蛛网膜下隙普遍积血时，可以阻碍脑脊液的吸收，脑脊液容量明显增多，而使颅内压迅速增高。同时进入脑脊液中的血液可以进入脑神经根周围的蛛网膜下隙间隙，而导致对疼痛敏感的第五对、第九对、第十对脑神经产生疼痛。此外，蛛网膜下隙出血时由于血管破裂、扭曲、压迫而可以引起广泛的脑血管痉挛，造成广泛的脑缺血与缺氧，再

加上血中的某些成分如红细胞、胆红素、激肽、5-羟色胺等对脑膜的直接刺激，因此在蛛网膜下隙出血时头痛不但来得快，而且痛得十分厉害，呈刀割样、撕裂样的弥漫性全头痛。患者常常是双手抱头，面部表情痛苦不堪。蛛网膜下隙出血的头痛开始时可能是由于对痛觉敏感的血管和软脑膜被牵引、移位、扩张或破裂所刺激或颅内压增高所致，持续数日后的头痛则可能是继发于血管和脑膜的无菌性炎症反应所造成的。

22. 颅内血管畸形为什么会引起头痛

颅内血管畸形是一种先天性的脑血管畸形，大多数发生在大脑皮质下，由于畸形的血管不规则的扩张、血管变得粗大且扭曲成团，又与颅内疼痛敏感结构如静脉窦、大静脉相连产生牵引作用，同时大的血管团可以对邻近的脑膜、脑神经、血管等疼痛敏感结构产生压迫作用。此外，由于血管畸形造成脑的血液循环及脑脊液循环的障碍，可以引起颅内压增高。因此，即使颅内血管畸形未破裂，也大约有一半人可以发生头痛，这种头痛通常在病灶的一侧，呈搏动性，有点同偏头痛发作一样，许多患者可以在 20 岁左右就出现这种头痛。

当畸形的血管生长到一定程度，发生破裂时可以造成自发性蛛网膜下隙出血或脑内血肿，这时可以引起剧烈的

头痛，严重的患者还可以出现癫痫发作、偏瘫、失语、昏迷，甚至危及生命。

23. 颅内动脉瘤会引起头痛吗

颅内动脉瘤是颅内动脉管壁的薄弱或缺损处，在压力的作用下形成囊状凸起，因似瘤状而得名的。动脉瘤的好发部位是在动脉分叉处，由于该处的血流冲击力较大，因而容易形成动脉瘤。形成动脉瘤的原因除先天因素以外，动脉硬化、高血压、外伤、感染等因素都可以引起动脉瘤。

无论是先天性还是继发性的颅内动脉瘤，往往在破裂之前就会有一种恒定在一侧眼眶周围的搏动性疼痛，胀痛或针刺样钻痛，还可以有单侧眼肌麻痹（眼睑轻度下垂）或视野缺损（偏盲），需要与眼肌麻痹型偏头痛加以区别。当脑底部位的动脉瘤压迫或刺激三叉神经时，还可以诱发三叉神经痛。但是，并不是所有患颅内动脉瘤的患者在破裂前都会出现头痛，这主要与动脉瘤所在的位置、动脉瘤本身的大小有关。通常，在动脉瘤破裂出血之前，头痛常可以频繁发作，而一旦动脉瘤破裂出血，可以引起更为严重的头痛。

24. 什么是缺血性脑卒中头痛

缺血性脑卒中包括脑血栓形成、脑栓塞、短暂性脑缺血

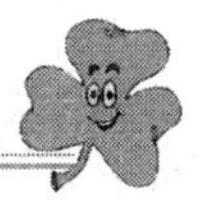

发作等，是由于脑血管管腔狭窄或阻塞造成其供血区脑组织的缺血或坏死而产生的一系列临床症状。

由于梗死区脑组织的缺血、缺氧、坏死，使脑局部或全脑发生水肿，导致颅内压增高可以引起头痛。此外，当病变区的侧支循环形成时，由于侧支循环的代偿性血管扩张，可以引起血管性头痛。因此，缺血性脑卒中是可以引起头痛的，头痛多偏于一侧（大多数为病变侧），或呈弥散性全头痛，但头痛程度通常不严重，也不是缺血性脑卒中的主要症状，而只是一个伴随症状，且头痛的发生率要比出血性脑卒中少得多。

25. 脑动脉粥样硬化性头痛的发病机制是怎样的

脑动脉粥样硬化性头痛的发病机制：

(1)血管扩张性头痛：脑动脉硬化不仅与高血压有着密切的关系，还伴有弥散性小动脉的粥样硬化，血压突然上升或下降，可引起血管被动性弥散性扩张，产生头痛。

(2)大脑功能紊乱：由于脑组织弥散性缺氧，可引起高级神经活动障碍，反射性地产生血管舒缩功能障碍引起头痛。

(3)脑膜及神经根受刺激：硬化的血管可压迫脑膜及感觉神经根，脑萎缩严重时亦可牵拉脑膜引起头痛。

26. 枕神经痛与紧张性头痛有什么不同

(1)枕神经痛的特点:枕神经痛是常见病,以枕大神经痛尤为多见,好发于青壮年,女性更容易患此病,而且大多数患者在秋末冬初发病,可能与寒冷有关。枕神经痛的疼痛起始于一侧后枕部及颈部向头顶、后颈、耳前后放射,呈发作性,每日发作数次到数十次,每次历时数十秒,间歇期正常。疼痛的性质似针刺样、刀割样、烧灼样、电击样或呈锐痛、胀痛、跳痛,程度中度至重度,甚至难以忍受。头颈运动、喷嚏、咳嗽时可以使头痛加剧或诱发头痛,因此患者常保持头部不动或稍向后侧方倾斜以缓解疼痛,而且在枕大神经从颅内穿出到颅外枕骨下的出口处(相当于风池穴处)及在枕大神经出口处稍外面的枕小神经出口处(相当于医明穴处)和再向外侧,在耳后下方突出的乳突后缘处的耳大神经的出口处的这些出口点上可以有明显的压痛点,并可以根据压痛点来决定是哪一组枕神经痛。

绝大多数枕神经痛属继发性神经损害,如颈椎病、椎管内病变、寰枕部先天性畸形、损伤及感染,中毒性神经炎或其他上呼吸道感染、流感、风湿病、糖尿病、甲状腺病或酒精、铅金属等中毒皆可以成为本病的原因。由于绝大多数枕神经痛属继发性神经损害,因此在治疗上首先应针对病因治疗,枕神经痛的对症治疗用药与三叉神经痛时的用药

相似，如卡马西平、苯妥英钠、维生素 B_{12} 及针灸、局部理疗等综合疗法。此外，可根据不同的疼痛部位及压痛点，进行枕大神经、枕小神经或耳大神经的封闭治疗常可收到立竿见影的止痛效果。对个别疼痛严重、经周围神经干封闭有效但疗效不持久者，在患者同意的情况下可以考虑行枕大神经、枕小神经或耳大神经等周围神经干筋膜下切断术。

(2)紧张性头痛的特点：紧张性头痛是一种慢性的持续性头痛，一般患者是可以耐受的，呈轻到中度重压样、胀痛或钳夹样痛，可以持续数月到数年，没有发作间隙期，而是整天诉说头痛不适，并且与职业体位与精神因素有密切关系。

27. 发热时为什么常常会有头痛

感冒发热引起头痛是大多数人都体验过的一种头痛。随着发热消退、体温逐渐恢复正常，头痛通常会随之减轻或消失。

人在发热时为什么会导致头痛？这是因为人体温度的升或降，是由位于大脑深处的下丘脑体温调节中枢控制的。在接收到外界环境（冷或热）和体内温度（高或低）发生改变的各种信息以后，体温调节中枢通过调节皮肤血管的收缩和舒张，出汗的多少，或通过骨骼肌运动的方式（如在太冷的环境下人会冷得发抖，通过“抖”这种肌肉运动的方式增加体内的温度御寒）来维持人体温度始终保持在 37℃ 的相

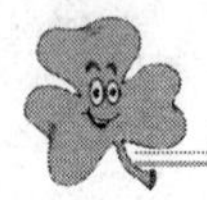

对恒定状态，以保障机体各部分的新陈代谢正常进行。当下丘脑体温调节中枢的这一调节功能受感染发热、中毒、颅内肿瘤、脑卒中等各种原因的影响而发生障碍时，体内的产热和散热的平衡也随之被打乱，新陈代谢过程的加速使产热增加，造成感染性发热或中枢性发热。在体温升高的同时，还可以使交感神经处于一种兴奋状态，儿茶酚胺分泌增多，代谢产物也明显增多。一些有害的代谢产物如乳酸、二氧化碳等都有致痛和扩张血管的作用，从而可以诱发头痛。

此外，许多感染性疾病除了可以引起发热，并因发热导致头痛以外，有些感染本身也可以引起头痛，但是因为同时有发热，使不少人把这些头痛都归罪于发热所致，其实这不完全正确。例如，脑膜炎可以引起发热，并因发热而致头痛，然而脑膜本身炎症导致的头痛，要比因发热引起的头痛严重很多。头部其他部位如耳、鼻、鼻旁窦（副鼻窦）、眼、咽喉、口腔、牙齿等的感染，除可以引起发热以外，局部炎症本身也可以引起各种头痛。

因此，发热患者有头痛时，需查找引起发热的原因并进行病因治疗，才能取得较好的效果，而不是仅仅依靠止痛片退热止痛就可以解决问题的。

28. 儿童发作性头痛是怎么回事

儿童发作性头痛是指发生在儿童的，与发热及感染等因素无关的一种间断发生、反复发作的头痛。流行病学的

调查发现,10～16 岁的儿童中约有 40%的女孩和 30%的男孩有过发作性头痛的病史。由此可见,在其他方面都正常的儿童中,发作性头痛的发病率还是相当高的。

儿童发作性头痛有它自己的一些特点:大多数儿童头痛发作时的头痛部位不固定,也不局限在头的某一侧或某一部位,通常表现为弥漫性的全头痛或双侧性头痛。大约有 1/4 的头痛儿童,他们的头痛发作持续时间小于 2 小时,了解这一点很重要,因为成人或 15 岁以上年龄组的偏头痛患者,他们的头痛发作持续时间至少为 2 小时以上。如果我们把头痛的程度由轻至重分为 5 个等级的话,那么儿童发作性头痛分布在这 5 个等级上的头痛人数基本上相等。但由于许多儿童不能同年轻人或成人那样很清楚的或很形象的描述自己头痛发作的性质,因此几乎没有儿童主动诉说自己有搏动样跳痛的头痛病史,但约有 40%有发作性头痛的儿童被发现有恶心、呕吐、出汗等伴随症状,同时往往有发作性偏头痛的家族史。

29. 不伴有结构性病损的头痛有何临床表现

临床上还可见到一些不伴有结构性(或器质性)病损的其他头痛疾病。

(1)原发刺激性头痛:疼痛局限于头部。完全或主要位于三叉神经第一支支配区(眶、颞、顶部)。性质呈现为单一

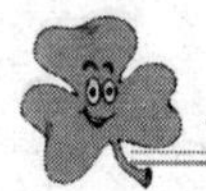

的，或成串的刺痛。每次刺痛持续不到5秒钟。间歇期无规律，可在数小时至数天后复发。诊断需排除疼痛局部和支配该区域颅神经的结构性病损。口服吲哚美辛25毫克，每日3次。可促其缓解。此型头痛常可见于偏头痛患者，发病机制不明。

(2)外压性头痛：持续性头痛起于头颅受到持久的外压，如头部缠绷带、久戴过紧的帽子或游泳护目镜等。诊断需排除颅内、外疾病。避免诱发因素即可防止。

(3)冷刺激头痛：本病亦称为冰淇淋头痛，发生于头部暴露于低温或冷水中，或进食冰冻的食物、饮料时。持续不到5分钟，避免冰冷刺激即可防止。

(4)良性咳嗽头痛：咳嗽诱发短暂的头痛而不是加重原有头痛。诊断需经神经影像学检查排除任何颅内疾病。

(5)良性劳累头痛：特定发生于体力活动或训练锻炼时，如举重运动员头痛。常为双侧性搏动性头痛，持续5分钟至24小时。避免过劳即可防止。患者训练前适当应用麦角胺、普萘洛尔、吲哚美辛，亦可预防其发生。

(6)性活动伴发的头痛：头痛触发于手淫或性交时，常为双侧钝痛，性高潮时加剧。中止性活动后消失，但亦有紧随性交后发生者。确诊需排除颅内疾病如动脉瘤。

30. 伴发于头部创伤的头痛有何临床表现

头部创伤与头痛，是一个涉及临床医学、法医学、司法

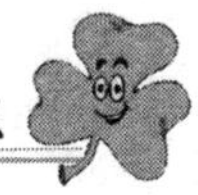

精神病学很多方面的复杂问题。头伤可能使原已存在的某种头痛加重、恶化。患者往往强调或归因于或远或近的某次头部创伤。对伤前的头痛史有意无意地予以忽视。伴发于头部创伤的头痛，应指时间上紧随头伤后所发生的，或与原有头痛不同的另一类头痛。按其发生和持续时间，又可分为急性和慢性两种亚型。明确为创伤性颅内血肿、脑积水所致头痛，则另行归类。

有头部外伤史不等于确有颅脑损伤。确认颅脑创伤，至少要有下列依据中之一项：①意识丧失。②创伤后遗忘达 10 分钟以上。③下列检查至少有两项显示有关的异常所见：临床神经系统检查，头颅 X 线摄片，神经影像学，诱发电位，脑脊液检查，前庭功能检查，神经心理检查。此外，头痛发作于伤后 14 天之内，并在 8 周内消失（如有意识丧失，则按意识恢复后计算）称为急性创伤后头痛。如头痛持续 8 周以上，称为慢性创伤后头痛。

31. 伴发于血管性疾病的头痛有何临床表现

血管性疾病和头痛都很常见，二者可并存于同一患者而相互无因果关系。血管性疾病可使原已存在的头痛加重、恶化。诊断“伴发于血管性疾病的头痛”需符合以下标准：①有血管性疾病的症状和（或）体征。②相应的检查确认为某种血管性疾病。③头痛作为新的症状或新的头痛类型，其发生应在时间上与该血管性疾病的起病密切相关。

伴发于血管性疾病的头痛包括以下几种。

（1）蛛网膜下隙出血伴发头痛：突然起病的剧烈头痛。常为双侧性，可伴有颈项强直、体温升高，意识清醒或有不同程度的障碍。颅内动脉瘤破裂所致者，头痛起病不超过12小时，经腰穿或CT证实有新鲜或略陈旧的出血进入蛛网膜下隙。昏迷患者需在意识清醒以后可诉头痛，故其头痛与血管疾病起病的时间关系需具体分析。

（2）烟雾病引起的头痛：烟雾病又称“脑底动脉环闭塞症”。在脑血管造影的影像上可见模糊的脑底部异常血管网，1955年首先由日本的清水和竹内描述，烟雾为形容模糊不清的样子。1966年铃木称本病为闭塞性脑动脉炎，本病发病率较低，多发于儿童和青少年。头痛是其常见的症状，表现形式多样，可为发作性，亦可为持续性，部位不定，性质不一，没有特定的诊断价值。烟雾病引起头痛的原因可归于血管的炎症、狭窄、闭塞而致血管收缩舒张功能障碍及代偿性的动脉扩张所导致。本病有遗传倾向，有人报道母子或同胞同时发病率高，近年来则认为它与后天因素有明显的关系。多数患者有明显的其他病史，如炎症、高血压、糖尿病、脑动脉硬化、贫血、非特异性动脉炎、结核性脑膜炎、脑脓肿、多发性神经纤维瘤和钩端螺旋体病。一般来说，烟雾病的预后良好，头痛会随着脑底异常血管网的形成，侧支循环的建立而缓解或消失。

（3）颅内出血：伴发于多种病因（包括创伤性脑实质内出血）的血肿形成的头痛，起病于颅内血肿所致局灶性症状、体征发生后24小时之内。血肿应以适当的检查确认。

(4)伴缺血性脑卒中的头痛：伴发于脑梗死的头痛，在起病的时间上较难确定。这种头痛通常起病于脑梗死症状和(或)体征发生时。有的患者可在脑梗死发病前2周以内，新诉头痛。脑梗死需经适宜的检查证实，并结合临床所见症状、体征及其进展情况判断起病时间和病程。多数脑梗死病程的进展期约为48小时，偶有超过者，其后症状趋于稳定。极少有起病2周以后再伴发头痛者。短暂脑缺血发作与头痛的关系更难确定。短暂脑缺血发作的症状、体征大多持续仅数十分钟，24小时内完全消失。超过此时限，提示已有血栓栓塞。头痛与短暂脑缺血发作同时发生和消失极为罕见。如头痛起病于短暂脑缺血发作时而迁延不愈，应检查有无脑梗死或其他病因所致。

(5)动脉炎和其他颈、椎动脉病变：在这种类型的头痛中，临床医师首先应予重视的是巨细胞性动脉炎，亦称颞动脉炎。颞动脉炎是一种非特异性动脉炎，最常侵犯颞动脉，其次多累及眼动脉和枕动脉，50岁以上的人发病率较高，临床更多见于60～75岁的人，女性比男性多见，两者之比为3∶1。本病在出现低热、困倦、恶心、呕吐、肌肉疼痛、眼球活动障碍、视力障碍的同时也会出现头痛，且头痛是颞动脉炎的主要表现。本病的头痛常为自发性，也会由于触碰面颊部或下颌部、张口或受凉吹风而诱发，咀嚼时可加重，压迫耳屏前方动脉和神经交叉点时也可引起头痛。头痛的发生与传导符合面动脉的走向，即向下颌放射，终点为内眼角，且面动脉有明显的压痛。少数患者以下颌、面部、头顶盖及枕区痛为首发症状，面颌动脉区疼痛不明显且在颞动脉供应区颞、额、顶及部分枕区会出现脱发,感觉过敏,溃疡形成。头痛的性质不定,多表现为烧灼样或锤击感,一般晚上重于白天。到医院做检验检查还可以发现患者血沉加快、白细胞计数轻度或中度升高、中性粒细胞核左移,或出现正常细胞性和正常血红蛋白性贫血、球蛋白增加、碱性磷酸酶轻度增高。其他颈、椎动脉的器质性病变,如不明病因的动脉炎、颈动脉硬化血栓形成、动脉夹层、动脉壁内出血、纤维肌肉发育不良、动脉延长及扭曲、动脉内膜切除术后等,有时也能引起临床表现相似的一侧或两侧头痛。检查可见累及的动脉有压痛、肿胀、搏动增强或杂音。适当检查显示有动脉病变并与头痛同侧,可能为其病因。

(6)伴静脉血栓形成头痛:头痛位于受累的颅内静脉窦附近区域或弥散。可能伴有颅内压增高,或神经体征,或癫痫发作。经适当检查可显示静脉或窦闭塞。

(7)高血压性头痛:轻、中度慢性高血压并不引起头痛。但头痛可伴发于下列剧增或波动的高血压,如某种药物或毒素、嗜铬细胞瘤、恶性高血压、妊娠高血压综合征等。当证实并去除这一增压因素,经处理血压恢复正常后,头痛应在数天内消失。

32. 伴发于非血管性颅内疾病的头痛有何临床表现

此类头痛应符合以下诊断标准:①有颅内疾病的症状

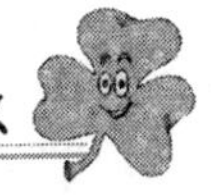

和(或)体征。②经适当的检查证实诊断。③头痛作为一种新的症状或新的头痛类型，其发生与该颅内疾病在时间上有密切关系。

(1)颅内压增高：①良性颅内压增高。亦被称为假脑瘤、耳源性脑积水。头痛伴发于颅内压增高200毫米汞柱，经腰穿测压或颅内压监护所证实。神经系统检查除视盘(视乳头)水肿或偶有展神经麻痹外无所见。神经影像检查未见占位病变和脑室扩大，也无静脉窦血栓形成的可疑迹象。头痛强度和频率与颅内压变化密切相关。其时间差不超过24小时。颅内压正常化以后，头痛应缓解或消失。②高压性脑积水包括创伤后高压性脑积水。神经影像学检查见脑室扩大，同时颅内压超过200毫米汞柱。头痛伴发于颅内压增高时，当其降低或正常化后，头痛缓解或消失，其时间差不超过24小时。正常压力脑积水不能解释头痛。

(2)低颅压：腰穿后头痛可见于腰穿后1周内。头痛发生或恶化于患者采取直立位后15分钟以内，平卧30分钟后头痛缓解或消失。腰穿、开颅手术、头部创伤后发生低颅压头痛如超过2周，应寻找脑脊液瘘。可能漏液中检出有葡萄糖，或腰椎注入颜料、同位素而证实。瘘管得到有效治疗后，头痛应在2周内消失。

(3)其他因素：如颅内感染、非感染性炎症、颅内肿瘤占位、鞘内注射后，以及其他颅内疾病，均可伴发头痛，关键在于查明病因，以免延误诊断。

33. 全身感染性头痛有何临床表现

颅外某脏器或全身性细菌、病毒、寄生虫等感染的急性期，伴或不伴有败血症、毒血症时，发热、头痛极为常见。其诊断应符合以下标准：①全身感染的症状和(或)体征。②实验室检查有全身性或局灶性感染证据。③虽然原来有头痛史，但有不同于原有类型的头痛，并与感染同时发生。④感染经治疗或自行痊愈后1个月内头痛消失。

全身感染伴有头痛超过1个月以上者应另找原因。

34. 伴发代谢疾病的头痛有何临床表现

头痛与代谢紊乱的关系甚为复杂。诊断伴发于代谢疾病的头痛，需符合以下标准：①有代谢疾病的症状和体征。②特定的代谢疾病应由实验室检查证实。③头痛的强度和(或)频率应与代谢疾病的变化在一定的时间差内密切相关。④头痛在代谢状态正常化以后1周内消失。

比较明确的亚型有：

(1)缺氧或低氧：高原性头痛在突然升高至海拔3 000米以上后24小时内发生。常伴有夜间陈-施呼吸，或过度呼吸，或有劳累后呼吸困难。氧分压低于70毫米汞柱后24小

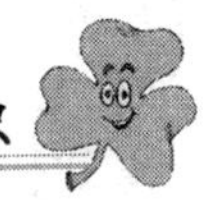

时内发生头痛。慢性缺氧患者的氧分压可持续处于或低于此水平。环境低气压、肺部疾病亦可引起缺氧性头痛。

(2)高碳酸血症:头痛可发生于二氧化碳分压高于50毫米汞柱以上,可不伴有或伴有缺氧。后者称为混合性缺氧和高碳酸血症。

(3)其他:如低血糖症及透析后等。其代谢紊乱调整正常后,头痛应消失或可防止。贫血、低血压、心脏病、饥饿或禁食、血浆置换术是否会引起此种亚型的头痛,尚无定论。

35. 伴发头部器官疾病的头痛有何临床表现

许多头面部结构和器官疾病可能引起头痛,面痛或神经痛。本类型仅列举头部器官疾病引起的头痛。有的疾病并非头痛的直接病因,诊断应符合以下标准:①临床和(或)实验室检查确诊有头颈部结构或器官疾病(应明确指明)。②头痛局限于患病结构并放射至周围区域或头的较远部位。③原发疾病经矫治或自行缓解后1个月内头痛应消失,否则应另找原因。

(1)颅骨:大多数颅骨疾病如先天畸形、骨折、肿瘤、转移癌通常并不伴发头痛。但骨髓炎、多发骨髓瘤和骨嗜酸性肉芽肿等,均可有明显头痛。

(2)颈:颈椎疾病引起的头痛位于颈枕部,但可投射至前额、眶、颞、头顶或耳区。特殊的颈部活动或姿位可引发

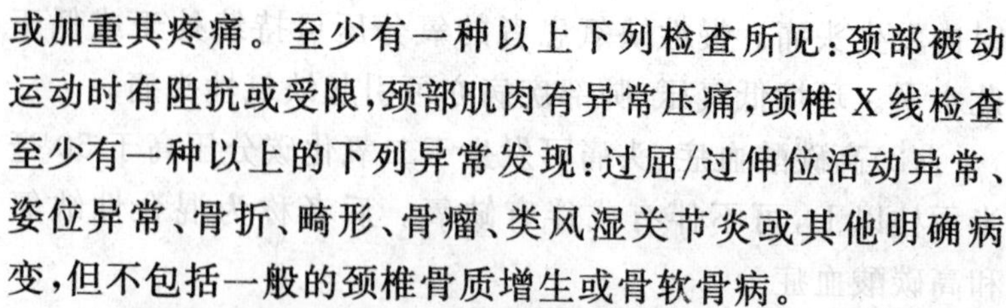

或加重其疼痛。至少有一种以上下列检查所见：颈部被动运动时有阻抗或受限，颈部肌肉有异常压痛，颈椎X线检查至少有一种以上的下列异常发现：过屈/过伸位活动异常、姿位异常、骨折、畸形、骨瘤、类风湿关节炎或其他明确病变，但不包括一般的颈椎骨质增生或骨软骨病。

(3)咽后肌腱炎：后颈部疼痛放射至整个后头部，疼痛为持续性、非搏动性。常在3周内进展达高峰，一侧或双侧头痛在头部后仰时明显加重。成人颈椎$_{1\sim4}$水平的椎前软组织在X线检查测量时超过7毫米。颈椎$_{1\sim3}$横突有明显压痛。颈椎CT可发现椎前组织中有薄层钙化。经非甾体类抗炎镇痛药治疗多能在2周内缓解。

(4)眼：眼病引起的头痛，常见于急性青光眼。疼痛位于眼后部或其上部，有搏动感及恶心、呕吐，易与偏头痛相混淆。在可疑诊断时，必须以眼压计测定眼压，及时检查处理。屈光不正如远视、散光、老视和多种斜视(双眼视轴不平行)，未经矫治或佩戴眼镜不合适，都有可能引起头痛。表现为轻、中度持续头痛，位于前额和眼部。用视力过劳过久时，头痛发生或加重。视物由近及远或反之，会聚困难，视物模糊或呈复视。遮蔽一眼则症状减轻或缓解(斜视)。休息或睡眠后头痛减轻或消失。屈光不正和斜视极为多见，虽能引起头痛，但其重要性往往被估计过高，确诊需慎重。

(5)耳：中耳疾病通常引起神经性疼痛，如表现重度、持续头痛，应警惕其为耳源性颅内并发症(脑膜炎、静脉窦炎、脑脓肿等)，常伴有颅内压增高和(或)神经定位征。

(6)鼻和鼻窦:头痛伴发于急性鼻窦炎症,诊断不难。除头痛与急性炎症同时发生外,有鼻窦炎、脓性鼻涕,透光试验、X线鼻窦摄片、CT或磁共振(MRI)均有助于确诊。急性鼻窦炎经处理缓解,头痛亦即消失。其他鼻部疾病如鼻中隔缺陷,鼻甲增厚,鼻窦黏膜萎缩虽可能伴发头痛,但不能肯定为头痛的病因。慢性鼻窦性头痛,常在上午8～9时后出现,持续至下午或傍晚,逐步减轻,感冒后加重。多数患者X线片检查可见鼻窦区慢性炎症证据。但头痛常因不能彻底抗炎而迁延。

(7)牙、下颌及其有关结构:牙病多表现为局部或面部疼痛,但亦可能牵涉至头部引起头痛。颞颌关节病或关节功能紊乱伴发头痛相当常见,但往往不能查出明确的器质性病变。只能根据以下特点予以诊断。此种疼痛可由下颌活动或咀嚼而引发,该关节活动受限并伴有响声,关节囊有压痛,疼痛局限于关节区或向颞部放射。如能以X线检查关节病变,有助于明确诊断。常与肌收缩性紧张性头痛并存。

36. 脑神经疼痛有何临床表现

传导头颅和高颈部痛觉的神经有:三叉、面、舌咽、迷走神经和颈椎2～3神经根。这些神经干、节和感觉支,由于其本身的炎症,髓鞘脱失,缺血梗死,或受邻近结构病变的压迫、牵拉,如肿瘤、动脉瘤、颅骨骨髓炎等,可引起两种类型

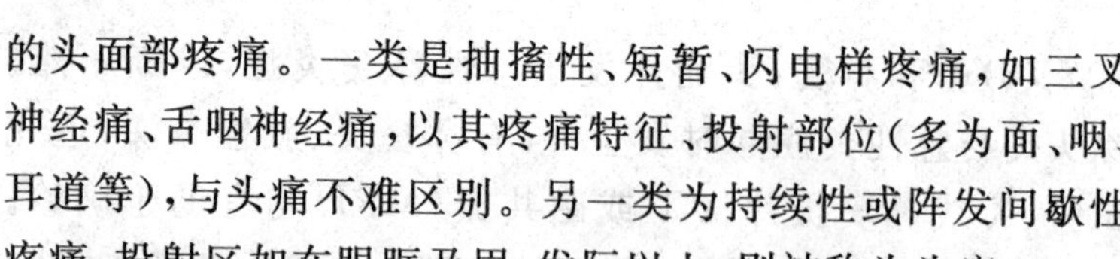

的头面部疼痛。一类是抽搐性、短暂、闪电样疼痛，如三叉神经痛、舌咽神经痛，以其疼痛特征、投射部位（多为面、咽、耳道等），与头痛不难区别。另一类为持续性或阵发间歇性疼痛，投射区如在眼眶及眉、发际以上，则被称为头痛。

由于具体病原不同，各种疼痛或头痛的临床表现也有异。①球后视神经炎多为一侧视神经脱髓鞘病变，常在患侧出现眼后痛和头痛，伴有该侧视力障碍如中央旁暗点，甚至单眼盲。而且，头痛可在视力障碍前数小时、数日发生于患侧，但一般不早于 4 周。糖尿病性脑神经缺血梗死，头痛突发于脑神经梗死一侧，多为动眼神经，需与伴发于动脉瘤的头痛鉴别。前者早有糖尿病存在，可有糖尿病视网膜病变，瞳孔少有异常变化。后者可伴蛛网膜下隙出血，并可经脑血管造影检见动脉瘤。②三叉神经眼支带状疱疹可先出现患侧前额头痛，随后出现该支神经支配区疱疹皮损，可伴有第Ⅲ、Ⅳ、Ⅵ对脑神经麻痹。疱疹出现后，鉴别不难。但疼痛可持续存在至疱疹消退以后，在老年人甚至可长达半年以上，需与其他类型头痛及 Tolosa-Hunt 综合征鉴别。如确由疱疹所致，称为慢性疱疹后神经痛。Tolosa-Hunt 综合征为病因未明的海绵窦、眶上裂或眶内病损所致，表现为阵发的眼眶、前额部疼痛，患侧常伴Ⅲ、Ⅳ、Ⅵ或其某一二支的疼痛。疼痛可同时或早于该脑神经麻痹征出现之前，但通常不超过 2 周。疼痛在应用糖皮质激素治疗开始后 72 小时内缓解。行眼眶静脉造影术时，半数以上患者可呈现上眼静脉闭塞，海绵窦充盈不良，或静脉侧支循环等。神经影像检查必要时做脑血管造影，不能发现其他致病原因。临床

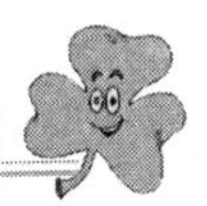

上相当常见的枕神经痛，系指枕大、枕小神经支配区内穿刺样疼痛或阵发性加重与缓解的后枕部为主的疼痛。伴有该区感觉减退、异常和神经干压痛。局部封闭枕神经可使疼痛暂时缓解。需与 C_2 神经根受压的各种病损如环枢关节病变、脱位等鉴别。后者常发生或加重于突然转颈、头后仰时，并投射至后枕部。适当的 X 线检查常可发现关节的病损。

37. 偏头痛有何临床表现

偏头痛是一种多发且常见的神经系统疾病。据我国的一次全国性流行病学调查，本病的标化患病率为 7 608/10 万，居所见各种神经疾病的首位。多起病于青春期。女性约 4 倍于男性。1/3 有家族史。临床表现为发作性、一侧或双侧，或左右交替的头痛，常伴有恶心、呕吐等胃肠症状，且畏光、畏声。每次发作持续 4～72 小时。头痛轻重和频率不一，间歇期一如常人。气候变化、紧张焦虑、失眠疲劳、月经来潮常为其诱发因素。在过去的偏头痛临床诊断中，常按头痛发作前有无先兆而分出“典型偏头痛”和“普通偏头痛”。但在 1988 年将偏头痛分为无先兆偏头痛和有先兆偏头痛。其诊断标准分别介绍如下。

(1)无先兆偏头痛：无先兆偏头痛原称普通偏头痛，此种类型的偏头痛患者占偏头痛患者总数的 80%以上，其发病机制尚未阐明。近代研究发现，头痛发作时局部脑血流量保持正常或轻度升高。其血液成分(如 5-羟色胺等递质和肽类)及血小板功能的改变,可能具有触发作用。其诊断标准是:①头痛发作持续 4～72 小时(未经治疗或治疗无效)。②头痛至少有两项下列特征:偏侧部位。搏动性质,中等或严重程度并影响日常活动。登楼梯或类似的体力活动时症状加重。头痛时常伴恶心或呕吐或畏光和畏声。反复发作 5 次以上。病史或神经系统检查未发现器质性神经系统疾病,或有某种疾病,但与头痛发作无明显关系。

(2)月经期偏头痛:系指 90%的头痛发作发生于月经来潮前两天至最后一天之间,此型患者尚无明确诊断标准。

(3)有先兆偏头痛:约占偏头痛患者的 20%,发作期伴有先兆,亦称为典型偏头痛。所谓先兆,是指某种可明确定位于大脑皮质或脑干的复发性、可逆性神经症状。常在头痛、恶心、畏光等症状发生前数十分钟内发生,在 5～20 分钟间逐渐扩展,持续不超过 60 分钟而消失。先兆亦不一定发生于头痛之前。有的先兆发生和消失后,并无头痛,这种情况称为偏头痛等位症状或无头痛性偏头痛。眼前闪光、黑朦、异境感觉或局部针刺感,一侧肢体无力等均可为先兆。少数患者偏头痛发作前数小时甚至 1～2 天,常表现为情感抑郁或高亢,活动过少或过多,渴望某种特殊食物,反复哈欠及类似的不定型症状。研究发现,在先兆开始之前或同时,与临床症状相应部位的局部脑血流量降低,其范围比相应部位更为广泛。血流量降低通常始于大脑后部,向前部扩展。其绝对值常高于或达到缺血的阈值(每分钟每 100 克脑组织 20～23 毫升)。通常为每分钟每 100 克脑组织 25～

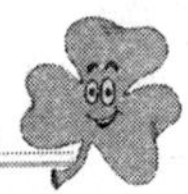

30 毫升，即“少血”的水平。偶亦可低于缺血的阈限。

偏头痛伴有的先兆包括轻偏瘫，有明确起源于椎动脉系统供血区的脑干或双侧枕叶的先兆症状，如双眼视野改变，复视，构音障碍，眩晕，耳鸣、听力减退，共济失调，双侧性感觉、运动障碍，意识水平下降等症状。有这种先兆的偏头痛亦被称为椎-基动脉型偏头痛或晕厥性偏头痛，多见于青壮年，亦被称为基底型偏头痛。

38. 偏头痛有哪些亚型

偏头痛除分为无先兆和有先兆偏头痛外，还有以下较少见的临床亚型：

(1)眼肌麻痹型偏头痛：反复头痛发作伴有一条或更多的眼球运动神经麻痹，但详细神经系统检查和特殊检查(头颅 CT、血管造影等)可排除动脉瘤、鞍旁病变等。此型头痛常持续一周或更长，常与其他亚型偏头痛伴存，亦被认为与 Tolosa-Hunt 综合征有关。

(2)视网膜型偏头痛：罕见。表现为完全可逆的单眼盲点或失明，持续时间短于 60 分钟。视觉症状后出现头痛，其间隔不超过 60 分钟。偶有头痛先于视觉症状者。发作期后眼科检查正常，眼病或器质性血管病损如栓塞已被排除。也有少数不伴有头痛的病例。此型本质是否为偏头痛尚不肯定。

(3)偏头痛持续状态：不论是否接受治疗，凡偏头痛发作持续超过 72 小时，除睡眠时间不予计算外，头痛间歇期不超过 4 小时者，称为偏头痛持续状态。

(4)伴发脑梗死偏头痛：发作持续 1 周以上且不能完全恢复和(或)经神经影像学检查证实有脑梗死伴发，称为伴发脑梗死偏头痛。

临床上有一些不完全符合上述诊断标准的偏头痛或拟似偏头痛的患者，应随访观察再作出诊断，不宜统称为血管性头痛。一些同时患有偏头痛和紧张性头痛的患者，过去曾称为混合性头痛、紧张-血管性头痛、联合型头痛等，这是一种人为的、易于混淆的诊断概念，应予摈弃，按主次顺序，诊断为两种类型的头痛，给予相应的处理。

39. 怎样识别各种常见的头痛

(1)偏头痛：多见于女性，常在青春期起病，有时可呈周期性发作，部分患者与月经周期有密切关系，常常有家族史。偏头痛常表现为搏动性针扎样跳痛或钝痛，一侧性或双侧性，发作前可能有眼前闪光等先兆，发作时可以伴恶心、呕吐、畏光、出冷汗等症状。

(2)急性感染性头痛：常有发热和原发病的症状和体征，头痛也可以为搏动性跳痛，可位于前额、后枕部或全头痛。

(3)高血压性头痛：是深部搏动样钝痛，头部有紧压感，常位于额顶部或枕部，清晨或睡醒时头痛加重，起床活动后可缓解，可以伴有头晕、耳鸣等症状。头痛程度与血压高并

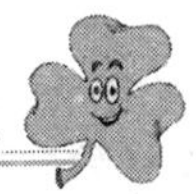

不一定成比例，有高血压病史或肾病史。

(4)眼部疾病的头痛：青光眼急性发作可引起眼眶和额部剧烈的胀痛，可伴恶心呕吐，慢性青光眼常呈钝痛。眼睛有屈光不正（近视、远视、散光）时也可引起头痛，特别在看书或看电视等过久时。眼睛发炎时也会引起眼眶和颞部的钝性头痛。

(5)耳部疾病的头痛：多数位于枕部、额部，常有耳部病变的症状和体征，如耳道流脓、流水、耳聋、耳鸣等。

(6)鼻、鼻旁窦（副鼻窦）部疾病的头痛：前额部的钝痛或隐痛，清晨起床时最严重，以后逐渐减轻，夜间逐渐消失。常有鼻塞、充血、流黄脓鼻涕等症状，鼻旁窦（副鼻窦）的X线拍片有助于诊断。

(7)口腔疾病的头痛：为一种持续性搏动性头痛，常常在有病牙的同侧，以颞部太阳穴处多见，在额部和眼眶上部也会发生，疼痛程度不一。进行口腔科检查时可以发现龋齿、残根、牙周炎及阻生牙等。

(8)颈椎病引起的头痛：通常位于后颈部、枕部，有时会放射到肩及上臂，表现为钝痛。可以出现颈部活动受限，或在转动颈部时头痛可以加重。X线拍片可发现颈椎畸形、颈椎肥大、骨质增生、骨刺形成、椎间盘脱出等。

(9)三叉神经痛：40岁以上的中老年患者多见，是一种突然发作的、阵发性的、闪电样的剧痛，如刀割、针刺样，每次发作的持续时间从数秒到数分钟，可以频繁发作、往往是突然发作又突然停止，可由口舌运动或外来刺激（如说话、吃饭、刷牙、洗脸、吹风等）诱发，仅在三叉神经有病变一侧疼痛。

(10)颅内炎症引起的头痛:常为全头痛、钝痛、剧烈,伴有发热、呕吐、意识障碍、颈项强直等。腰穿脑脊液检查可以帮助诊断。

(11)颅内占位性病变引起的头痛:由于颅内肿瘤、血肿、脓肿、寄生虫等疾病直接影响到脑实质,并使颅内压逐渐升高,因此头痛为全头痛,早期呈间歇性、非搏动样痛,慢性起病,逐渐加剧,可出现恶心呕吐,眼底视神经乳头(视盘)水肿和神经系统的定位体征,CT、MRI 等检查可以帮助诊断。

(12)头外伤后头痛:有头颅外伤史,是一种慢性头痛,可以呈局限性或弥漫性胀痛、紧压感,常常伴有头晕、乏力、失眠、易激动、注意力不能集中,记忆力下降等神经衰弱症状,噪声过大、心情不愉快、情绪紧张、用力、弯腰等也可使头痛加重。头痛的程度与头颅外伤程度的轻重不一定相关。

(13)中毒性疾病的头痛:如一氧化碳中毒(煤气中毒)、酒精中毒等因缺氧,颅内血管扩张常可以产生全头痛,通常为搏动性跳痛。有毒物接触史及其他中毒症状可供参考。

(14)颞动脉炎的头痛:老年人多见,为局限于颞动脉(太阳穴处)的烧灼样、搏动样疼痛,有时可波及全头部,甚至到枕部。病变的动脉血管变粗、变硬、压痛明显,同时可以伴有全身症状(如低热、疲乏、食欲减退),以及患侧眼睛的症状,如眼痛、视力减退,甚至完全失明。

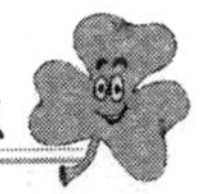

(15)蛛网膜下隙出血的头痛:与脑膜炎的头痛相似,但起病更急,全头痛,以后枕部为甚,伴有恶心、呕吐、颈项强直等脑膜刺激征,腰穿检查时脑脊液呈血性改变。

(16)硬脑膜下血肿引起的头痛:有头颅外伤史,由于硬脑膜下血肿对脑膜有刺激并可导致颅内压升高,因此头痛为持续性,且渐渐加剧,头痛常在发生血肿的一侧,当一个有头颅外伤史的患者出现昏迷—清醒—再昏迷的病程及智力减退等情况时,应高度怀疑。头颅 CT 及 MRI 可以帮助确诊。

40. 颜面部哪些疼痛应与头痛鉴别

颜面部是指头颅的下半部,包括眉毛以下至下颌边缘以上的面部区域。这些部位疼痛往往会反射性影响额部或颞部,甚至枕部,而患者则往往认为是头痛,因此要注意鉴别。较常见的颜面部疼痛,除三叉神经痛外,还有膝状节神经痛、痛性眼肌麻痹、蝶腭节神经痛、非典型性面痛、舌咽神经痛、鼻睫神经痛等。现将前 4 种颜面部疼痛的特点分述如下。

(1)膝状节神经痛:常由于面神经的膝状神经节受带状疱疹等病毒感染,或因颅底骨折、动脉瘤和其他感染等累及膝状神经节附近的组织、累及神经节及其感觉纤维所致。临床表现:以中青年女性多见,在一侧耳深部、外耳道和(或)耳郭、乳突处出现疼痛,呈持续性烧灼样剧烈疼痛。疼痛后数天往往在痛侧耳部、外耳道、耳郭处可见到成簇的疱

疹，也可伴有不同程度的患侧周围性面瘫、舌前 2/3 味觉过敏或减退、听力障碍和（或）眩晕、患侧外耳或面部感觉过敏及耳下压痛等。

（2）痛性眼肌麻痹：痛性眼肌麻痹的主要表现也是颜面部疼痛。但这种疼痛主要是位于一侧眼球后眶区周围的剧烈疼痛，呈持续性胀痛、刺痛或撕裂样剧痛。疼痛可向额部或颞部放射，往往伴有恶心、呕吐。若不注意全面检查和分析，易误诊而按一般头痛治疗。痛性眼肌麻痹的临床特点除上述性质的头痛表现外，往往在疼痛数天后痛侧的眼肌可有不同程度的麻痹，主要以动眼神经受累为主，其次是展神经受累，严重的可使Ⅲ（动眼神经）、Ⅳ（滑车神经）、Ⅵ（展神经）对脑神经全部受累，出现眼球固定、眼球突出等表现。眼内肌受累相当少见。少数患者病损可影响三叉神经第 1、2 支，出现相应部位的感觉障碍，若影响颈内动脉壁上的交感神经，会出现同侧贺纳征，表现为上睑下垂、眼球内陷、瞳孔缩小。脑脊液检查有轻度改变。该病具有症状反复发作（可自行缓解和再发）的特点，用激素治疗效果明显。因此，头痛患者要注意检查眼球活动并做全面的体检，以免误诊。痛性眼肌麻痹治疗可口服泼尼松，每次 10 毫克，每日 3 次。

（3）蝶腭节神经痛：由于各种感染或外伤、颈内动脉血栓等原因，影响到位于翼腭窝内的蝶腭神经节可造成疼痛。临床表现为一侧面部下半部深在的弥漫性疼痛。位于鼻根、眼及上颌部，甚至涉及同侧软腭、顶枕部、颈肩部，往往伴鼻塞、流涕、喷嚏、流泪、面红等自主神经症状。

（4）非典型性面痛：目前认为是精神性的，中年女性多

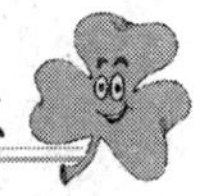

见。常由抑郁、焦虑等精神因素引起。表现为抑郁和焦虑的患者，一侧面部呈持续性疼痛，少数呈两侧性。在面颊和鼻根侧部深处的疼痛呈持续性胀痛，轻重不一、时轻时重、变化多端，严重时可扩散到一侧眼、颞、耳、枕、颈部，少数甚至到上臂。个别可伴有鼻塞、分泌物增多、鼻黏膜红肿等。但无五官科和神经系统的局灶性病损。

二、头痛需要做哪些检查

1. 为什么头痛时要测量血压

因为高血压或低血压都可以引起头痛。有一些过去血压正常的人特别自信，总认为自己的血压不会有问题，因此平时极少去量血压，而头痛时这简单又方便的检查——测量血压就一定不能疏忽了。

当血压增高时，脑内灌注压也会相应增高，导致脑脊液压力增高，从而刺激颅内痛觉敏感的神经，引起头痛。反之，血压降低时，脑灌注压也相应地减低，使颅内压也降低，脑血管过度扩张，从而牵拉血管壁上的痛觉感受器，引起低血压性头痛。所以，一旦得了头痛病，一定要检查血压。由血压异常引起的头痛，只要将血压调整到正常范围，头痛就会缓解。特别是中年人，繁重的工作和家庭负担，容易使高级神经系统超负荷的工作，使血压出现波动。量血压不仅可以为查明头痛的原因提供资料，还能为早期发现高血压、预防动脉硬化提供依据。

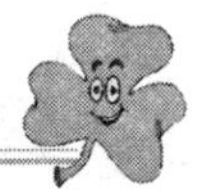

2. 头痛患者可做哪些实验室检查

临床上对头痛患者除需要询问有关的头痛病史外，还要进行常规的内科系统检查和神经科检查，必要时选择适当的实验室检查，以取得正确的诊断。

(1)血、尿、便常规检查：以了解患者有无感染，有无寄生虫和肾脏疾病等。

(2)X线检查：包括颅平片、颈椎四位片、鼻颏位片和鼻额位片，以了解患者有无颅内外骨质病变，有无颈椎病及鼻旁窦病变。

(3)脑脊液检查：头痛患者如怀疑有颅内病变者，可做腰穿抽取脑脊液检验，以了解有无颅压增高和颅内出血等。

(4)脑电图和脑地形图：探讨有无颅内病变，并对其定性做一参考，对癫痫、颅内肿瘤、散发性脑炎有一定诊断意义。

(5)脑血流图检查：对颅内血流情况可做间接地了解。

3. 为什么有些头痛患者要做CT和MRI检查

对严重头痛又高度可疑脑内器质性病变的患者做CT和磁共振(MRI)检查十分必要。对于颅内肿瘤、寄生虫、脑

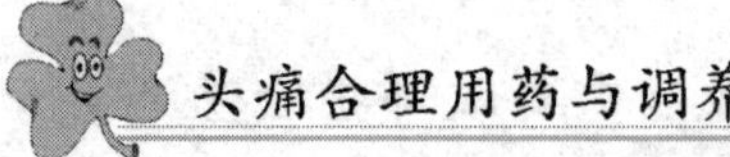

血肿及脑血管病变都能提供确切的诊断依据。头痛患者的头颅CT检查不能排除脑膜炎或脑炎。怀疑脑炎者必须做脑电图检查，注意有无弥散性异常脑电波。怀疑脑膜炎者必须做腰椎穿刺，取脑脊液实验室检查分析。头颅CT通常较难反映出脑实质、脑膜的炎症，以及充血和轻微肿胀。CT也无法检测出脑室系统、蛛网膜下隙中的脑脊液是否有炎症细胞。只有在部分严重患者起病多天后，可以从脑室变小推测脑肿胀明显，从脑膜有增强效应推测脑膜受炎症累及。

有许多头晕、头痛的老人，还没等医生仔细检查，就急于要求医生先行MRI检查。因为大多数人认为此检查技术先进，如果这项检查没事，那心里也就踏实了，根本不用再行其他检查项目。那么，MRI检查真有如此神奇，能完全代替其他各项检查吗？答案显然是否定的。究其原因还是人们对MRI的基本常识缺乏了解所致。

磁共振成像是20世纪80年代初才正式推出的当代最先进的医学影像学检查方法之一，具有以下几项优点：①在医学影像学检查方法中，其最突出的优点，就是具有良好的软组织分辨力，对比分辨率高。例如，它可以清楚地分辨肌肉、肌腱、筋膜、脂肪等软组织结构，并可准确区分脑灰质和脑白质。②具有多方位任意切层的能力（包括横轴位、冠状位、矢状位及任意斜位，而不必变动被检查者的体位）。多平面、多参数成像技术，可清楚地显示病变所在的部位、范围，以及与周围组织器官的相互关系，即可精确定出病灶。故对许多病变的定性、定位和定量诊断有其独特的优越性，

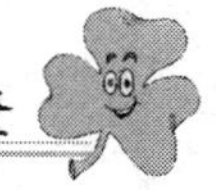

且无观察死角。其他影像学检查方法对此目前只能是望尘莫及。③属无创性技术，并且无X线辐射损害，真正避免了其他影像学检查，如X线或放射性核素扫描显像等射线辐射对人体的损害。④无须造影剂即可清楚地显示心脏和血管，免去了患者在接受插管和静脉注射造影剂时所要承担的额外痛苦和风险。

但MRI也有其不足和禁忌：①MRI设备和检查费用昂贵，是目前影像学检查中费用较高的。②MRI检查持续时间长，扫描速度远不如CT，一般头部扫描需30分钟左右，心脏扫描需1小时，甚至更长时间。③对患者的身体移动非常敏感，易产生伪影，故不适于对急诊和危重患者进行检查。④MRI扫描仓内有明显噪声，需患者密切合作，保持平静，以免产生幽闭恐惧症，从而导致检查失败。⑤MRI对钙化不敏感，由于钙化灶内不含质子，故不产生MRI信号，不利于诊断和鉴别诊断钙化点。⑥带有心脏起搏器的患者绝对禁忌。因干扰可致停搏。⑦体内有金属，如假肢、弹片、止血夹、人工心瓣膜、固定用钢板、螺钉、人工股骨头等，不可进行检查，因金属异物的移动可能损害重要脏器和大血管，位于受检部位可产生伪影。

MRI在当前并不能完全取代其他影像学检查，如CT、超声等，故是否有必要行MRI检查，当由临床医师根据患者的具体情况而定。医生行MRI检查要做到合理使用，有的放矢，以免造成医疗设备资源的浪费，同时合理做MRI检查也能减轻患者的经济负担。

4. 头痛患者要做哪些神经系统检查

(1)一般检查：①精神状态。检查患者有无感知障碍、记忆障碍、情感障碍和智能障碍。②意识障碍。有无嗜睡、昏睡、意识模糊、谵妄，甚至昏迷。

(2)语言、运用与认识能力的检查：①语言的检查。利用听、说、读、写等方法，观察语言功能，看有无失语。②运用功能检查。检查有无运动性失用症、观念性失用症和观念运动性失用症。③视、触、听觉认识能力检查。检查患者有无视觉、触觉及听觉方面的异常。

(3)脑神经检查：①嗅神经检查。有无单侧或双侧嗅觉丧失。②视神经检查。包括视力、视野和眼底等检查。③眼球运动的检查。应注意眼裂、眼位、眼球运动及瞳孔等方面的内容。④三叉神经检查。应注意面部的感觉、运动，以及角膜反射等方面的内容。⑤面神经检查。观察面部是否对称，包括前额皱纹、鼻唇沟和口角是否对称。⑥位听神经检查。检查患者有无耳聋，有无前庭神经损害，如眩晕、恶心、呕吐及共济失调。⑦舌咽及迷走神经检查。检查患者声音有无嘶哑、饮水发呛、咽反射消失等。⑧副神经检查。利用转颈、耸肩等方法观察有无副神经支配的斜方肌和胸锁乳突肌瘫痪。⑨舌下神经检查。令患者伸舌，观察有无偏斜和舌肌萎缩。

(4)运动系统检查：①肌力检查。检查肌肉收缩力有无

减弱和瘫痪。②肌张力检查。有无肌张力增强或减低。③不自主运动检查。观察患者有无不自主运动，如震颤、抽搐、舞蹈样动作、手足徐动征和痉挛性动作等。④共济运动检查。可令患者做指鼻试验、跟膝胫试验等。

(5)感觉系统检查：①浅感觉。包括痛觉、温度觉和触觉。②深感觉。包括位置觉、运动觉和震动觉。

(6)反射检查：①浅反射。包括角膜反射、咽反射、腹壁反射、提睾反射和肛门反射。②深反射。包括肱二头肌反射、肱三头肌反射、桡骨膜反射、膝反射、跟腱反射等。③病理反射。包括霍夫曼征、巴宾斯基征和克氏等征。④脑膜刺激征。包括颈项强直、克氏征和布鲁征。

检查要突出重点，即根据问诊材料考虑到最大可能的某种或某几种疾病后，首先加以检查，以求尽快肯定或否定某些诊断。例如，头痛而有呕吐的患者，一旦病史与偏头痛、青光眼、癫痫、胃肠道病变等不符时，应即考虑到颅内病变，要尽快进行一系列神经系统和有关的实验室检查，直至确诊为止。在明确头痛病因后，有时还需要进一步的检查，这是由于：①头痛原因可能不止一个，如偏头痛患者易患高血压。脑外伤后头痛除神经衰弱表现外，还可合并有其他类型的甚至颅内并发症的头痛。②一种头痛的病因可继发另一种病因的头痛，如副鼻窦炎可诱发眶上神经痛，中耳炎可继发颅内脓肿等，在临床均应提高警惕。病程较长，反复发作，有典型的一侧头痛，并有头痛的前驱症状，如眼前闪火星，或五色彩光，肢体麻木等，缓解期如常人，系统检查无异常发现，即可诊断为本病。

5. 医生检查眼底对头痛诊断有何意义

对于头痛患者来说，眼底检查是判断头痛性质的既简便又重要的方法。借助于检眼镜，医师可以看到双侧眼底的视网膜、视网膜血管和视神经乳头。其中视盘是由视神经传导纤维构成，经眼眶后的视神经孔入颅。

当颅内发生出血、梗死、肿瘤、感染或积水等病变，导致脑肿胀、脑脊液循环或生成异常而造成颅内压增高时，增高的压力就会沿着视神经周围间隙传导至眼眶及眼球后组织等压力低的部位，直接影响到眼的静脉回流，表现为视盘(乳头)边缘模糊及视盘隆起，称为视盘水肿。严重者可以出现点片状及火焰状出血，时间略长还可以看到视盘萎缩，这些都是器质性头痛的有力证据。

另外，眼底视网膜上分布着视网膜动脉及静脉，颅内压增高时，还可看到动脉搏动减弱或消失，静脉变粗、迂曲，以及动静脉比例增大等现象。眼底检查还能帮助鉴别眼源性头痛(如青光眼、虹膜炎等)和高血压病的眼底改变。

6. 哪些头痛患者需要做脑血管造影

头痛患者如果没有蛛网膜下隙出血史，神经系统检查

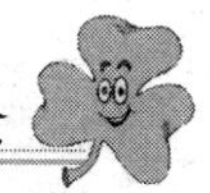

正常，甚至CT或MRI也正常时，原则上不需进行脑血管造影。

但对具有以下情况者，若有条件，则可进行脑血管造影。

(1)合并有颅内血管杂音者。

(2)发作时合并神经缺失体征，如偏瘫、眼肌麻痹等复杂性偏头痛患者。

(3)颅骨平片有异常发现者。

(4)头痛发作长期局限于一侧，疼痛剧烈，不同于寻常情况者。

(5)各种药物治疗无效者。

(6)没有偏头痛家族史者。

7. 脑电图对头痛诊断有何意义

脑电图(EEG)是利用高灵敏度生物信号放大器将神经细胞自发产生的电活动接收、放大后，描记出来的连续曲线。可以说，凡属功能性头痛(如血管性、神经性等)，脑电图通常不出现异常，至多表现为边缘状态，仅有极少数患者在偏头痛发作时可表现为异常。只有在诊断以头痛为主要表现的癫痫发作(癫痫性头痛)时，脑电图才有特异性。国内新近的一组资料提示，其异常率可达91.3%。

另外，脑电图在诊断器质性头痛方面也有一定参考价值，尤其是脑肿瘤、脑血管病、脑外伤等，都能在局部显示出θ波或高幅尖波、棘波等异常脑电活动。而颅内炎症则表现

为基本节律紊乱及弥散性慢波活动。

但是,脑电图的上述变化缺乏特异性,不能帮助确定病因,需要结合临床考虑,而且脑电图对大脑深部病变定位困难。因此,脑电图对于头痛来说,仅能作为普通的辅助检查手段,精确定位、定性诊断还有赖于选择其他检查方法。

8. 诊断头痛为什么有时要做腰穿

腰穿全称腰椎蛛网膜下隙穿刺术。腰穿的目的是取脑脊液做进一步的实验室检查。它属神经科的一项常规检查,也是诊断头痛的重要检查之一。由于许多人对其意义和本质尚不了解,存在一定的误解如认为腰穿是"抽脊髓",会"伤害身体"等,有些患者一提起腰穿就产生畏惧情绪,不愿接受穿刺检查,以致耽误诊断与治疗。其实做腰穿检查和对采集的脑脊液进行分析检验,对于区分器质性还是功能性原因引起的头痛,具有重要价值。

腰穿检查对头痛患者还有独特的诊断及治疗价值。例如,通过了解脑脊液压力,可以鉴别是高颅压还是低颅压性头痛;通过脑脊液中细胞成分改变的分析,可以识别有无脑出血或炎症;通过特殊的细胞学检查或微生物学检查,可以区分有无肿瘤、结核及隐球菌、寄生虫感染;通过腰穿还能了解椎管是否通畅,如向蛛网膜下隙注入造影剂或空气,则能显示脑室系统及脑室的形态,及时发现有无梗阻性脑积水存在。

9. 经颅多普勒超声检查对了解头痛的病因有哪些帮助

经颅多普勒超声检查(TCD),是根据奥地利科学家多普勒(Doppler)在1842年发现的多普勒效应,结合采用先进计算机技术发展起来的一种无创伤检查技术。由于TCD可以用来检测颅内主要动脉血流的方向、速度及流量等情况。对血管性头痛,特别是对偏头痛的患者来说,当一侧血管痉挛或供血不足引起头痛的同时,可以引起两侧血流速度的不对称。因此,在偏头痛发作时,大多数患者的头痛发作一侧的血流可以增快,但也有少数结果可以相反。这一方面反映了血管性头痛是由于自主神经功能紊乱,引起了血管舒缩功能障碍而诱发的;另一方面也告诉我们,TCD对头痛的病因分析缺乏特异性改变,因而其结果只能供医生在对头痛病因进行分析时参考。

三、头痛的防治

1. 头痛都是由疾病引起的吗

如果你头痛，请不要急于服用镇痛药，因为生活中有一些非疾病因素也可导致头痛。而并非疾病所致的头痛，服用镇痛药是有害的。

(1)药物性头痛：口服避孕药后常引起或加剧头痛，服用扩血管、扩支气管药，以及吲哚美辛、麻黄碱、抗抑郁药等也常会引起头痛。

(2)冷饮性头痛：炎夏季节，食用冰淇淋、雪糕、冰水等冷饮后，由于冷饮对胃肠道的刺激，可以反射性地引起脑部血管收缩，脑血管供血不足也可出现头痛。

(3)饥饿性头痛：因饥饿后反射性头部血管痉挛和随后的被动性血管扩张所致，可伴疲倦、出汗、头昏、眼花、焦虑等症状，进食后 10 分钟内便可消失。

(4)紧张性头痛：整日处于紧张状态或受到突然的精神刺激，可使体内交感神经持续兴奋、血压升高、肌肉紧张，导致头部胀痛、头晕或一侧偏头痛。调节情绪、注意劳逸结合

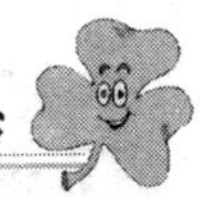

是最有效的治疗方法。

(5)吸烟性头痛:因烟雾刺激、缺氧所致。尤其是被动吸烟者,发生率约为70%。被动吸烟30～40分钟便会出现头痛,脱离烟雾环境2～4小时后可缓解,少数需睡眠后方可消失。

2. 遇到头痛为什么要先找病因

很多人对头痛的理解非常简单,认为只要服用镇痛药就可以了,不必要去医院就诊。其实头痛仅仅是一个临床症状,其病因十分复杂,能引起头痛的疾病是很多的,必须认真对待。最常见的是偏头痛,其他还有紧张性头痛、面部疾病引起的扩散性头痛、中毒性或代谢性疾病引起的头痛、一些严重器质性疾病引起的头痛。那么,遇到头痛时应该怎么办?

(1)一定要及时到医院请神经内科医师检查,由专科医师在进行详细的体格检查后,判断头痛可能是由哪些疾病引起的,通常需要进行的检查有:血压及眼底检查,血沉、C反应蛋白、血常规检查,耳鼻喉及口腔科检查。有的人还需进行CT扫描、脑血管造影、脑电图、颈椎X线摄片、脑脊液检查来确定头痛的原因。

(2)在没有弄清楚引起头痛的病因之前,切忌盲目服用镇痛药。一旦发生疼痛,应首先找出病因,切勿贸然使用止痛药。如果盲目服用了镇痛药,虽然疼痛症状得到暂时缓

解，却掩盖了疼痛的病因，使诊断失去了一个重要依据，不利于及早治疗。如果头痛确实难以忍受，应由专科医师决定是否可以服药，服用哪种镇痛药合适。

(3)在明确病因的基础上适当服用镇痛药物。

3. 发生剧烈头痛时怎么办

如果家里有人突然发生难以忍受的剧烈头痛、呕吐、颈项发硬，有时还会伴有说话不清楚、肢体不能活动，甚至神志昏迷等症状。这很可能是由于有颅内血管病变如动脉瘤、动静脉畸形、高血压病等。在剧烈的劳动或活动中，情绪激动时，或过量饮酒、过于疲劳时、因遇到令人开心的事而过于兴奋或因不愉快的事而勃然大怒等情况下造成血压明显波动，导致原来就有病变的脑血管破裂而引起“蛛网膜下隙出血”。因此，一旦遇到这样的情况，千万不能过于慌乱，以致手足无措，或者干脆背起患者就往医院里跑，再不然就是抱住患者的头乱摇、拍打患者的脸、大声呼叫或猛掐人中穴等试图叫醒患者，这样做都不太合适。在这种情况下应当做到以下几点。

(1)有条件的，有电话等设备的可以立即呼叫 120 急救中心，或者邻近的医院急诊室，请求医务人员来现场救治患者。

(2)在医务人员到来之前，可以让患者就地平卧，尽量减少搬动，在必须搬动时也应该有人托头、有人托腰、有人

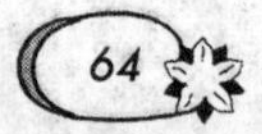

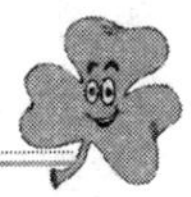

抬腿，水平托起患者以后平放到担架或床上、门板上。

(3)在没有条件呼救的地区，应抓紧时间组织人力把患者放在门板或担架上，送至就近的医院就诊。平板车、拖拉机、农用车等在乡间道路条件较差、高低不平时因颠簸得太厉害，对患者的病情不利。如因路途较远，不得不使用这些较简陋的交通工具时，也要用稻草等物衬垫于身下或担架下，以缓冲一路的颠簸震动给患者带来的不利影响。

(4)对已昏迷的患者出现呕吐时，要把患者的头部偏向一侧，并及时清理口腔内呕吐物，以防呕吐物误入气管造成患者窒息死亡。

4. 头痛患者应注意改善环境

头痛的原因错综复杂，有些头痛与环境因素有关。引起头痛的常见环境因素有天气变化，如太阳强光照射、吹风、寒冷刺激等可诱发头痛。大脑活动需要营养和空气。当室内空气中二氧化碳等有害气体增多而氧气不足时，大脑的能量代谢能力下降，使人头痛。在我国，春夏季节头痛发生率明显高于秋冬季，这可能和温度高有关。当环境温度超过 35℃以上时，大脑能量消耗增大，此时表现为头痛、烦躁、发怒等。常见的噪声是由各种不同频率和不同强度的声音无规律的组合在一起形成的。各种飞机、船舶及机动车辆，以及工厂、喇叭是主要噪声源。当噪声在 80 分贝以上时，会使大脑皮质的兴奋与抑制失调，表现为头痛、视力下降、耳鸣等。一般情况下，恶臭气味最能使人产生情绪性头痛。有的人用“香”来抵制“臭”。殊不知，某些特殊香味也能强烈刺激神经中枢，出现头痛、恶心、呕吐等症状。现代的街市、舞厅、戏院富丽堂皇，铝合金、不锈钢、各种彩灯装修，令人眼花缭乱，不但损害视觉，而且损害中枢神经系统的功能，使人头昏头痛。此外，在过强的日光灯下看书学习，也会给神经细胞以恶性刺激，使人头痛。长期生活在10层以上高楼的人享受不到地磁场的充分保护，人体处在一种难以察觉的失控状态，可出现顽固性头痛。

不良生活习惯也是诱发头痛的因素，如生活无规律、睡眠不足、工作压力大、用脑过度，均易出现头痛。另外，有些人沾染一些不良嗜好，如吸烟、饮酒，也可诱发头痛。某些特殊食物如巧克力、酒精饮料、冷饮等食用过多，也会诱发头痛。还有社会环境因素，社会不安定、生活缺乏保障、人际关系处理不好，会造成人们精神上长期压抑、紧张、忧虑而诱发头痛。

工作环境也很重要，有些特殊职业及工作环境更易引起头痛，如脑力工作者长时间思考问题，精神过度紧张，易发生头痛。微波是一种高频电磁波。无线电发射台、电视转播台、高压线网及微波炉等，对人体都有程度不同的影响，以头痛最为常见。

由于环境因素导致的头痛患者，只要换一下环境，除去恶性刺激，头痛多可不治而愈。

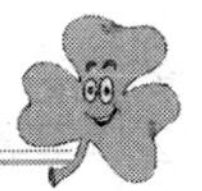

5. 生活中如何防治紧张性头痛

由于紧张性头痛主要是由于头皮及颈部肌肉持久性收缩而引起的，所以必须针对病因进行预防和通过治疗来缓解或消除症状。

首先，要让患者了解到紧张性头痛的发病是由于头皮及颈部肌肉收缩或紧张所致，这种头痛是良性的，并与心理或社会应激有关。让患者从思想上放下包袱，不要整天胡思乱想，认为自己得了多么严重的疾病。

同时，要注意矫正自己在日常生活或劳动工作过程中习惯使用的各种不良姿势，特别对那些长期从事伏案工作或劳动的特殊职业性损害，更要注意避免在同一姿势上保持太长的时间，而应该在连续工作或学习 30～45 分钟时放松一下紧张姿势，活动一下头颈部，使一直处于紧张状态的头皮和颈部肌肉有一个放松和恢复的机会。同时，按摩头皮及颈部肌肉可以缓解局部的肌紧张状态。

在生活中要尽可能地避免情绪紧张、焦虑不安，要注意劳逸结合和自己心理状态的调整，保证足够的睡眠时间，必要时可以求助于心理医生来帮助自己调整紧张情绪，防止由于精神紧张而引起紧张性头痛。

用药物进行对症治疗，是缓解症状、减轻患者痛苦及树立信心的一种重要的辅助治疗。有时也可以试用预防性药物治疗。对于轻症患者来说，阿司匹林或对乙酰氨基酚等药物就可以有效。但对中度患者来说，往往需要用舒林酸、布洛芬一类的消炎镇痛药。而对一些重症患者，上述一般镇痛药控制不了症状时可以考虑适当应用一些中枢性镇痛药如可待因、布桂嗪（强痛定）等，但由于这些药物易产生依赖性甚至成瘾，除了对少数症状非常严重的、确诊为紧张性头痛的患者适当、限时应用以外，初期即用这些药物来治疗紧张性头痛显然是不明智的。此外，适当地使用一些抗抑郁药如阿米替林、百忧解及镇静药如地西泮、阿普唑仑等对预防紧张性头痛也有一定疗效。

积极预防和治疗颈椎病，包括做颈椎操、颈椎牵引等。其他如一些中成药的应用、局部理疗、针灸、推拿等治疗措施，均有助于缓解头痛症状。对严重的、内科保守治疗无效的症状性紧张性头痛，特别是对神经根产生明显压迫症状的颈椎病，必要时可以考虑手术治疗。

6. 为什么头痛患者要保证睡眠充足

头痛是临床上十分常见的症状，它经常可以反复发作。常见的诱因有吸烟、饮酒、气候变化、精神紧张，饮食不合理或睡眠障碍。睡眠在人的一生中占有很重要的位置，人生约有 1/3 的时间是在睡眠中度过的，适当的睡眠对人体健康是必不可少的。睡眠有助于大脑休息，恢复其兴奋性，使人精力充沛。睡眠时，心率变慢，肌肉松弛，血压降低。全身各种代谢处于较低的水平。这对于消除疲劳是有益的。

有些人的头痛是因为睡眠不足所致。所以，可选择一个舒适、光线暗的房间舒舒服服地睡一觉，因为充足的睡眠也可摆脱头痛的困扰。但应注意睡觉时不要用被子蒙着头，以免减少氧气的吸入、增加二氧化碳；否则，醒来时就极易头痛。

关于睡眠与健康的关系，一般认为睡眠给予大脑休息，短期或长期缺少睡眠可导致许多神经和精神症状，但个体之间所需睡眠时间相差甚大。有些人常年只睡 2～3 小时未见不良反应，而有些人睡眠时间所需较长，8～10 小时，少睡 1～2 小时就可产生头痛、头晕、乏力等症状。反之，当头痛发作频繁时，也可影响睡眠质量，睡眠不足，又加重头痛，产生恶性循环，二者互为因果，相互影响。由此可见，头痛与睡眠关系密切，长期失眠时服用适当的镇静催眠药物，对于改善睡眠，缓解头痛有一定的疗效。由于头痛影响睡眠时，则应服用止痛药，保证良好的睡眠质量。

因工作紧张、睡眠不足而引起头痛的经历，恐怕每个人都经历过。流行病学调查结果也表明，睡眠不足是头痛的危险因素之一。而反过来讲，头痛也会影响睡眠。头痛作为不良刺激作用于机体，造成令人不适的情绪反应而干扰睡眠。

集束性头痛是剧烈、刺痛性的头痛，经常发作于夜间。大多数患有集束性头痛的患者也患有被称为睡眠呼吸暂停的呼吸疾病。睡眠呼吸暂停是指睡眠时出现的暂时性的呼吸中断。由于睡眠呼吸暂停的患者可有加剧的夜间集束性头痛，研究人员曾对 25 位患有集束性头痛的男女患者进行正规的睡眠研究，以决定他们是否有睡眠相关的呼吸系统疾病。若将睡眠呼吸暂停定义为在每小时睡眠期间出现5次或以上的呼吸暂停现象，研究者发现80%的这些头痛患者患有睡眠呼吸暂停，其中44%的患者在睡眠时每小时可出现高达10次或以上的呼吸暂停。这一研究也表明，患者在上半夜出现的低血氧水平经常与集束性头痛发作相关。大多数的集束性头痛患者有睡眠呼吸疾病，这提示患者和医生需要认识到睡眠呼吸疾病与集束性头痛的相关性。睡眠呼吸疾病如睡眠呼吸暂停的治疗可有利于夜间集束性头痛的缓解。

“早睡早起身体好”一直被视为金科玉律。但英国最近的一项试验证明，这种休息模式会带来负面的生理影响，早起的人会整日精神紧张，情绪低落，肌肉酸痛，易患感冒和头痛。伦敦西敏斯大学的生理学研究人员对42名志愿者进行早起试验。测试他们连续2天提供的唾液样本，每天8次，而每天第一次唾液样本平均在早晨醒来时马上收集。他们最早起床的时间为清晨5时20分，最晚的是10时37分。经过检验后发现，在7时21分前起床的一些人中，半数人的皮质醇分泌明显比晚起人多，而且整天也维持在高水平。皮质醇是一种激素，专门应对情绪恶劣时体能下降的情况。研究人员在此基础上继续对这些早起者进行观察测试，10天后竟发现他们中的许多人都感到肌肉酸痛、感冒和头痛，情绪低落。研究人员认为，研究结果可从生理角度解释，早起的人会过于忙碌和频频受挫，他们必须调集更多能量以保持精神集中，以致感到格外疲倦和暴躁。因此，合理

的方式是保证有充足的睡眠时间，而不必强调一定要早睡早起。

保持正确的睡眠姿势，睡觉时不要俯卧，因为这种睡觉姿势会使脖子肌肉发麻。如果睡眠不好，反复翻身，可以使用特殊枕头，形状要适合颈椎的自然弯曲，让脖子有个可靠的依托。

7. 为什么头痛患者要适应季节变化

每逢进入夏天，多数人会有头痛头晕的感觉，严重者可影响日常生活和工作，这究竟是什么原因造成的呢？首先是因炎夏气温高，暑气逼人，人体为了散热降温，汗腺要通过汗液的蒸发而丢失大量的水分，如果这时不及时补充水分，则会使人体血容量减少，大脑因此而供血不足，故而产生头痛。人体出汗时体表血管扩张，血液由内向外分流，血液的再分配会使血压偏低的人更加降低，从而产生头痛。此类头痛人们称之为低颅压或低血压性头痛。

夏天，人们容易产生“苦夏”，而苦夏者常因睡眠不好、脾胃虚弱、食欲缺乏而引起头痛，该类头痛的原因是由营养不良、血糖偏低，致使大脑缺乏所必需的能量而产生的。人们在夏天还习惯喝冷饮，冷饮甘甜爽口，沁人心肺，但有些人开怀畅饮后即可产生头痛，这是因为热的口腔和胃黏膜经不住骤然而来的低温刺激，致使黏膜下血管发生痉挛，同时反射性地引起脑血管痉挛，这种痉挛虽为时短暂，但却使大脑忍受不了突如其来的血液断流，而得不到迅速做出应激反应，于是让人产生头痛。该类头痛人们称之为冷刺激头痛，又称为冰淇淋头痛。

尽管夏天头痛的原因较多，但究其原因均从不同途径减少了大脑赖以维持正常功能所必需的能量所致。因此，夏季更要满足大脑对能量的需求，注意消暑降温，避免长时间在高温环境下作业，尽量减少机体的能量消耗。及时补充水分，以22℃～25℃的开水为宜，同时多吃些新鲜蔬菜、水果，以补充水分、维生素及无机盐的丢失。苦夏患者应进食清淡易消化的食物，经常喝些含糖饮料。对往年吃冷饮头痛的人，应避免饮用冰冷饮料。对失水性头痛除及时补充水分外，还应取低枕或无枕卧位，使血流尽可能多地流向大脑。

冬春季是偏头痛的高发季节，在诱发因素中，与家庭因素、职业因素、精神因素有关。然而，同等强度、同样频率的精神因素却不会使某些人发病，这是由于个性特点起了缓冲作用。首先，精神紧张、焦虑、抑郁是偏头痛的性格特征。其次，神经质倾向者易发生偏头痛，这类人习惯追求完美，主观而且任性。另外，使用不成熟的应对事件的方式，可能也是导致偏头痛的危险因素。

要想平安度过偏头痛的高发季节，首先要下决心纠正自己不健康的个性特点所导致的偏激做法。其次要做到生活有规律，要劳逸适度，培养广泛的兴趣，待人要宽厚。第三，要努力寻求成就感及高峰体验，生活中总能找到令自己满足的一瞬间，它不需要物质与金钱的回馈，但那是一种非

常神奇而崇高的感觉,那就是不可多得的高峰体验。有了它就有了自信,有了理解,有了升华。有了它偏头痛自然远离。此外,冬季外出时要戴帽子,不用凉水洗头、洗澡,不要洗桑拿浴,因冷热骤变会使人犯病。当偏头痛发作时,将双手浸泡在一盆热水中,定时加热水保持水温,浸泡半小时可使偏头痛减轻,甚至消失。

8. 为什么头痛患者要节制夜生活

人们在劳累工作一天之后,晚上去酒吧、咖啡厅、舞厅等场所侃谈聊天、唱歌跳舞,一方面放松紧张的神经,一方面获得精神的享受,的确是一种休闲的好方式。但是,长期而过度的夜生活,却是有害健康的。也许表面上看来人并没有什么不适,但这只是一种“伪健康”现象。事实上,人的生理节奏已经被打乱,各种潜在的病症随时会给人的正常生活带来影响。

剧烈的活动,使人体血液重新分配,造成大脑缺氧,影响中枢神经系统,可突然出现头晕目眩、面色苍白、出冷汗、腿软无力,甚则晕厥。有时活动虽然并不剧烈,但持续时间过长,使中枢神经系统高度兴奋,长久难以平抑,造成失眠健忘,头痛头晕,记忆力下降。

舞厅激光高速变幻、旋转,令人眼花缭乱,时而剧烈刺眼,时而昏暗模糊,超过眼晶状体所能承受的调节能力,久而久之,会造成视力减退。

一般的夜生活都是活动与进食交替进行，也有的边活动边进食，从而影响肠胃正常的消化、吸收功能，使胃酸分泌节律紊乱，易诱发慢性胃炎、消化性溃疡、肠功能紊乱。另外，晚上进餐过多，造成胰岛素分泌较多，脂肪合成过多，会引起肥胖。

9. 为什么头痛患者要注意性生活适度

在性交过程中，特别是当性高潮来临时，人在肉体和精神两方面都处在高度兴奋状态。交感神经的兴奋可以导致血压升高及心跳加快，处在性高潮期血压可以比基础血压的收缩压高出 20～80 毫米汞柱，舒张压可高出 10～40 毫米汞柱，每分钟心率可以增加 40～100 次。所以，性交引起的头痛可能与脑压突然增高，以及颅内外血管上的痛觉感受器在感受这种突如其来的血压变化时产生的反应。由此可见，性交性头痛应属于一种血管性头痛，这是一种发生在一侧或两侧颞部(太阳穴处)的轻度至中度的搏动性头痛。此外，性交也可以诱发肌肉收缩性头痛，这与在性交时动作过大、用力过猛、头颈部肌肉不自主的过度收缩有关，属于良性紧张性头痛。表现为枕部或全头部的紧压痛，往往在性高潮时达到最为严重的程度。

与性活动有关的头痛可发生在调情等性刺激高峰期或性交快感期，手淫时亦可出现。非法性交、情绪紧张亦是常

见的促发因素。依据性交头痛的临床表现及其病理生理基础，可将其分为以下 3 型：①血管性头痛。此型最常见，约占 70%。可在性交动作之前或性欲高峰期出现，速度急骤，程度强烈，局限在前额或枕部，为爆炸性或搏动性，持续几分钟到几小时，以后转为轻微钝痛，可达到 48 小时左右，大约 1/4 患者有偏头痛的家族史。有时可伴有心悸，但很少发生呕吐，偶见精神错乱状态或脑干缺血症状。若性交时头颈部处于低位状态或可避免发作。②紧张性头痛。此型头痛占性交头痛的 25%左右。发生在性爱的早期，以性高潮期最重。表现为全头性或枕部的钝痛或发紧感，持续几小时至几天。③低颅压性头痛。此型少见，占 5%左右。患者突然发生头痛，持续 2～3 周后自发性好转，再次性交又可复发。头痛多位于枕骨下，与体位有明显关系。直立位和胸内压增加时头痛加重，并伴有恶心、呕吐。性交头痛出现时，应中止性交。

对于从未有过性交头痛的人，或在性交中发生剧烈的刀割样的头痛，与以往性交时所产生的轻、中度搏动样头痛或后枕部、头顶紧压痛等疼痛性质不一样，且除了剧烈头痛外，甚至还出现恶心或呕吐、颈项发硬等症状时，要高度怀疑有没有蛛网膜下隙出血或脑出血的可能。因为，突然升高的血压可以导致先天性动脉瘤、高血压性微动脉瘤、动静脉血管畸形处血管突然破裂，是青年人出血性脑卒中的发病原因之一。因此，一旦出现上述这种情况时，应立即送医院就诊。

10. 为什么突然头痛不是小事

头痛是许多疾病的常见症状之一。全身很多疾病都可以引起头痛，而在脑血管病中头痛更为多见。一些中老年人，特别是伴有高血压和脑动脉硬化的人，如果突然出现头痛，往往提示脑血管病发生的可能。

脑出血是脑血管病中最严重的一种，多由高血压引起，而绝大多数高血压患者都有不同程度的头痛。头痛的程度与血压的高低有关。血压突然上升时，头痛剧烈；血压正常时，头痛自行缓解。因此，头痛可以作为血压高低的“晴雨表”。如果高血压患者头痛的程度突然加剧，而且伴有血压突然升高，常常是脑出血的先兆。据报道，80%～90%的脑出血患者都是以剧烈头痛为首发症状。其头痛的原因，是由于血液直接刺激脑膜和脑的疼痛结构所引起的。同时，脑出血还往往导致颅内压增高，颅内血管和神经受到压迫和牵拉，也可使头痛加重。

头痛还是蛛网膜下隙出血的突出症状。因为颅内动脉和血管畸形突然破裂，使大量血液流入蛛网膜下隙，直接刺激脑膜而引起剧烈头痛。头痛部位以枕部为主，低头时加重。头痛严重时伴有呕吐；头痛减轻，提示症状好转。如果头痛又突然加重，往往是再出血的信号，应立即采取措施进行抢救治疗。

不仅出血性脑血管病可引起头痛，而脑动脉硬化、脑血

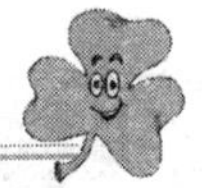

栓形成、脑栓塞等缺血性脑血管病，也可引起病变局部疼痛，只是比较少见，痛的程度较轻，一般不伴有呕吐。

可见，头痛是脑血管病的常见症状，而高血压、脑动脉硬化的患者一旦出现剧烈头痛要高度警惕脑血管病的发生。

11. 便秘和头痛没有关系吗

正常人大便应该是每天一次，色黄、成形。而习惯性便秘或顽固性便秘的人常常是一连好几天不排大便，而每次大便均因大便干结而十分困难。由于大便停留在大肠内时间过长时，大便中的细菌、寄生虫及进食的食物中营养物质被小肠吸收以后剩下来有害的“糟粕”，均会产生毒素并通过大肠被人体吸收，从而导致自身中毒，诱发头痛、头晕、食欲缺乏等症状。老年人、体弱多病或长期卧床的人最容易产生便秘。为了防止便秘引起的头痛，首先要预防便秘，保持良好的生活习惯十分重要。平时要多吃粗粮、多吃含纤维素较多的蔬菜(如芹菜、豆芽、竹笋等)、多喝水和多活动。发生便秘以后，可以用一小条肥皂塞入肛门或用开塞露 20 毫升从肛门中注入。也可以用 5～10 克番泻叶泡水饮用，或口服大黄苏打片、麻仁丸、酚酞片等通便药物；或用一些民间的食疗方，如用新鲜的马铃薯洗净后连皮切碎，捣烂以后用纱布包好挤汁，每日早晨空腹服 1～2 匙，并加蜂蜜适量，连服 2～3 周；或用大头菜子 100～150 克，研成细末，以开水 1 杯冲入，浸泡 2 小时以后用布包绞汁，空腹服下，很快即可以通便。如排便仍有困难者，可戴橡皮手套将肛门内干结的粪便小心地挖出，或到医院用肥皂水灌肠以通便。

12. 头痛为什么不宜吸烟

吸烟有害健康，这是大家所公认的。那么吸烟会引起头痛吗？答案是肯定的。在燃烧的烟草中，烟碱对血管的张力、血液流变学的变化很有影响，造成血液高凝、高黏状态，血小板易聚集。而血液流变学异常可造成头痛。

另外，烟雾中的一氧化碳可竞争氧与血红蛋白的结合，从而造成脑组织供氧不足，导致脑血管扩张而头痛。如果患者处在不良的环境中，如空气污浊、气温高、湿度大，而又高度紧张、得不到休息，并伴有吸烟的情况下，头痛发生的可能性就会更大。

吸烟除上述直接作用引起头痛外，还会带来远期不良后果。例如，长期吸烟可以损害小动脉内皮细胞，干扰体内脂质代谢，久而久之形成动脉粥样硬化和小动脉玻璃样变，使血管腔持续变狭，流经大脑的血液减少，或造成高血压病。这种情况所产生的头痛就是器质性的，而且治疗更为困难。

当然，并非所有吸烟的人都有头痛。这是因为在前面我们曾说过，引起头痛有许多的原因，如性别、年龄、环境、饮食、性格、气候、情绪……诸多情况均对头痛的发生产生一定影响，再加上每个人的痛阈不一样，对头痛的敏感程

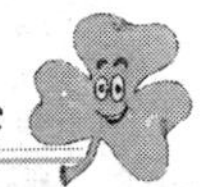

度、耐受性都不一样，所以说即使吸了烟未发生头痛，但也不应忘记一支烟中有数百种有害物质随着香烟燃烧时所产生的烟雾被吸入到身体中，融化在血液中，对健康产生着日积月累的不利影响。

13. 洗发为什么能缓解头痛

人的头发是最容易藏污纳垢的地方。头发的毛根周围有汗腺和皮脂腺，不停地分泌着汗液和皮脂，这些分泌物和头皮上的脱落上皮细胞，以及落在头上的尘土混在一起成为泥垢。泥垢积存多了，会堵塞毛囊口，影响皮脂的排出，同时还刺激头皮使人产生瘙痒感。所以，经常洗头发可保持清洁卫生。在洗头发的同时，可用双手十指反复由前至后摩擦头皮，这样能消除神经紧张和疲劳，有利于缓解紧张性头痛。因为人体的经络大都经过头部、面部。如果每天用手多做几次摩擦，就能产生刺激全身经络的作用。用手掌着力摩头部，还能产生静电，也可达到防治头痛的目的。

有研究表明，洗发频率越高的人越容易获得成功。洗发频率不仅影响形象的干净整洁，还和人的心理特性有紧密的关系。研究人员对几百位不同性别、年龄、职业和背景的被访对象进行了心理特性研究和洗发习惯调查，并对数据进行了分析。结果发现，洗发频率高的人在很多心理特性上都强于洗发频率低的被访者，对自己头发发质的评价更高，更为自尊和自信，对未来更有信心，心态更为健康。

与同龄人相比，这些人的职位、收入、影响力、受欢迎度都更高，人生目标更为明确，所以也更成功。对于“我可以决定我未来的所有事情”这个观点，洗发频率高的被访问对象更倾向于同意，而对于“我觉得这个世界变化太快，令我难以理解和把握”的观点，他们更倾向于反对。此外，洗发频率高的人，克服困难、完成任务的能力和信念明显高于洗发频率低的人，耐受力也更强，更敢于接受挑战，对自己的做事能力有正面的评价。因此，常洗头有利于心理健康，增强自信。

14. 沐浴为什么能缓解头痛

沐浴不但可清洁身体，还可促进全身细胞的新陈代谢，提高内分泌腺的功能，亦可消除神经紧张和疲劳，对治疗头痛有益。热水浴使皮肤污垢得以清除，加速血液循环，使肌肉松弛，精神放松。疲劳时洗一下热水澡会感到轻松许多。同样，热水浴对头痛也能起到治疗作用。这是因为热水浴能促进脑部和周身的血液循环，并且对全身皮肤给予爽快而舒服的刺激，有益于提高副交感神经兴奋，使人感到轻松。热水浴的水温不宜太高，以40℃为宜，时间以5～10分钟为宜。

头痛时，把双手浸泡在一盆热水中，并定时加入一些热水以保持水温。这样浸泡半小时后，头痛会逐渐减轻，甚至完全消失。因为双手浸泡于热水中，可使手的血管扩张，血

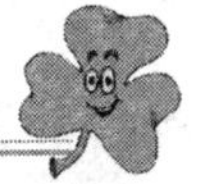

液流聚手部，使脑血管的血流量相对减少，血管的膨胀也相应减少，减轻了对神经的压迫，疼痛就会消失。

15. 如何缓解压力型头痛

由于大量服用镇痛药会对身体健康造成长期影响，那些由于各种压力经常头痛的人应尽可能放弃服用这类药物，而采取按摩、体操等物理疗法。对于那些患有“压力型”头痛的人，一个月内连续10天以上服用镇痛药，就会增加患慢性头痛的风险。为减少此类患者对药物的依赖，特介绍两种颇为有效的物理疗法：①硬币按摩法，即将一枚硬币放在脊柱上，用手指轻按硬币沿脊柱方向从上至下做“之”字形运动。②将交叉的双手置于前额上轻轻按压，以缓解头部的紧张感。上述方法应在一天内重复35次才会见效。

16. 丛集性头痛患者如何起居养生

丛集性头痛患者家属应指导患者安排合理的生活作息制度，注意劳逸结合，保证充足的休息和睡眠时间。患者可依据自身生活规律，合理安排作息时，并尽可能地不要打乱自己的作息计划。起床时间不能早于6:30，午休小憩一会儿很有益，晚间休息前不宜饱食、吸烟、饮浓茶或做过量的运动，行热水浴或用热水泡脚，熄灯，创造一个安静的休息环境，以降低大脑皮质兴奋性，使之尽快进入睡眠状态。

从集性头痛患者要注意饮食的合理性，应避免应用致敏的药物和某些辛辣刺激、煎炸食物，以及酪胺含量高的易诱发偏头痛的食物，如巧克力、乳酪、柑橘、酒精类食物，多食富含维生素 B_1 的谷类、豆类食物，以及新鲜水果、蔬菜等。并要戒烟酒。

17. 生活中如何预防头痛

有的人认为头痛不是病，不加重视，等到症状加重，病情恶化后才去看病，结果小病酿成大祸。头痛的病因很多，但大多数头痛是因为颅内外疼痛敏感组织中的痛觉神经末梢受到某种物理、化学及生物等刺激，产生异常的神经冲动经感觉神经，通过相应的神经通路传达到大脑而感知。头痛可能是多种疾病的症状，也可能是一种独立的疾病。但头痛的诱发因素很多，如精神紧张、体力疲劳、睡眠不足、烟酒过度、内分泌失调、噪声刺激和环境气候不良因素等，头痛的预防也要针对这些诱发因素来采取措施。这里有一些方法可以预防头痛。

(1)有规律的睡眠：睡眠过量或不足都会引起头痛，定时作息可改善头痛症状。当你疲倦时，可以在白天打个盹，这比睡懒觉的效果更好。睡觉时，头部与身体应平直，枕头不应太高以致头部过度弯曲。

(2)建立舒适的环境：在家里或上班时，试着做一些简

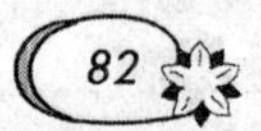

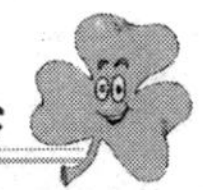

单的习惯或室内布置的改变会减轻你的压力，如打电话时不要用耳朵及肩部夹住听筒，调暗电视、电脑屏幕和室内灯光。此外，当使用电脑时，应将电脑顶部放置于眼睛水平，并隔开约一臂之远。打电话时宜将头部放正，如果通话较长，可使用耳机。

(3)运动：如果身体健康就有能力对付头痛。运动可以减轻压力并增强体内的自然止痛力。但是，当度过了劳累的一天后，举重及跑步也许已不适合，因为肌肉的紧绷及连续负重会导致头痛。因此，可尝试做一些不太剧烈的运动，如散步或游泳，还有伸展运动也是一种很好的松弛肌肉的方法。弯曲颈部的运动可以松弛颈部肌肉，如抬起下巴将头侧向左面，保持10秒钟，再回到中间，然后侧向右面，这样重复做3次即可。耸肩运动可以放松紧绷的肩部肌肉。慢慢地将肩靠近耳朵，保持几秒钟，然后放下，重复做3次。散步可以运动全身并让人恢复精神，可在和朋友聊天的同时锻炼肌肉。长时间不动，如在办公桌前坐太久或是坐在沙发上看电视太久，都可能引起头痛，应该多起来走动，多伸展肌肉。

(4)检查周围环境：乔迁新居或是刚开始在另一座大厦工作，头痛的发作可能与胶水、油漆、化学物质及汽油味等的接触有关。空气流通欠佳也会引发头痛，特别是致身于香烟味、强烈的香水味或是汽车排出的废气之中时。另外，一些可能的诱发因素还包括风、强烈的阳光和高温。

(5)避免进食某些食物：对于某些人来说，有些食物似乎可以加重偏头痛的程度。最常见的是食物添加剂，如硝酸盐和味精，所以应尽量避免使用这些调味料。也可能需要避免那些经发酵的、长期放置的、烟熏的、腌制的、卤制的或是含有发酵粉的食物。有时候，一些食物只是在超过身体承受量时才会引发头痛，如喝两杯或以上的咖啡(或者几罐可乐)可以引发头痛，是因为体内的咖啡因含量超过了极限。

(6)用热来放松紧张的肌肉：用热水袋放在颈部或肩膀上，可以放松紧张的肌肉，舒缓紧张与压力；或是冲个热水澡，让水直接冲到颈肩部，放松这部分的肌肉。

(7)学习放松：持续的压力会造成颈肩部的肌肉紧张，因而引起紧压型头痛。当感觉到肌肉开始紧张时，就是应该慢下来的时候了，可能的话，让自己远离压力。事实上不需要等到肌肉紧张时才注意到如何进行放松。仅跷脚坐着放松是不够的。只有当心理上和身体都减轻压力时，才能做到完全放松。每天为自己设定一段安静时间，一天只需10～20分钟就足以帮助自己放轻松。将注意力集中在呼吸上、一个字或一幅美丽的画像中，就能放松自己。

(8)不要让自己挨饿：长时间没进食会引起头痛，这是因为没吃东西会改变血糖浓度，这会引起头痛反应。

(9)不要将头盖起来：睡觉时棉被不要盖住头，这会增加血液中二氧化碳浓度，而二氧化碳会使血管收缩，可能会让人头痛到无法睡觉。

(10)不要害怕知道头痛原因：找出头痛的原因，然后远离它是很重要的，但是越想避开头痛的危险，反而成为一种引发头痛的原因。它会让人更紧张，越紧张就越容易头痛。

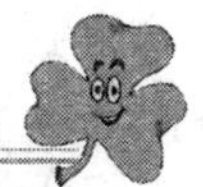

试着去区分真正的引发原因，先预想一个可能造成压力的原因，然后学习如何处理这种压力，这会比一味地避开它还好。在一天里的任何时间都可以进行从头到脚的精神身体检查法。问问自己颈部及肩部肌肉是否紧绷？上、下颚是否紧闭？由于肌肉紧张会触发头痛，所以松弛一下紧锁的额头、放松一下肩部或抖一下四肢是很有帮助的。在精神紧张时（如交通阻塞），给自己做一下精神检查法。

18. 哪些头痛需要去医院诊治

(1)突然发生的剧烈头痛：头痛的强度虽然不能绝对反映病情的严重性，但突然发生的头痛有可能是颅内肿瘤、血肿、脓肿、感染引起，脑寄生虫病、脑血管意外（脑出血、蛛网膜下隙出血、动脉硬化性脑梗死等）、颅脑外伤等都可对颅内血管、硬脑膜发生直接刺激或牵拉而引起。

头痛的表现各种各样，这与刺激的强度、范围、部位、性质、时间，以及患者对疼痛的耐受性等各种因素有关，因此突然发生疼痛，但不剧烈，虽然隐隐作痛也应引起注意，及时到医院进行检查，排除以上各种原因或给予确诊，为尽早进行治疗或抢救争取时间。

头痛逐渐加重，疼痛较剧烈，同时伴有呕吐、复视、大小便失禁、视力减退、步态不稳、肢体抽搐或瘫痪、神志淡漠、意识不清等症状，此类头痛很可能由颅内器质性病变引起。

辅助检查：神经系统检查，同时可做腰椎穿刺脑脊液检查、颅脑超声、头颅X线摄片、脑血管造影、气脑造影、脑电图、CT等检查。

(2)持续发生的头痛:有些颅外疾病特别是五官和颈部的疾病也可引起持续性头痛。虽然这些部位的疾病与颅内的病变相比危险性相对要小,但也不可轻视。应尽早去医院确诊,以免耽误治疗,影响疗效。

①屈光不正、青光眼、虹膜睫状体炎等病常引起前额部或眼周围持续性胀痛或剧痛。

②副鼻窦炎可引起眉间持续性胀痛,早晨起床时症状加重,晚上症状减轻或消失。

③如一侧或两侧前额部头痛,且有少量血性鼻咽部分泌物,必须警惕鼻咽癌的可能性。

④中耳炎发作时常伴有颞部和后枕部的持续性胀痛。

⑤三叉神经痛、枕神经痛、蝶腭神经痛常突然抽痛,阵阵发作,疼痛闪电样、颇剧,分布于该神经各支配区,如面部、后头部、头部的两侧、咽喉部等处。

⑥颈椎病常伴有后头部持续性胀痛、抽痛,有时放射到上臂、手指,常因疼痛而致颈项转动不便。

⑦颈项部或眼部肌肉长期紧张所引起的头痛,称为紧张性头痛,通常是持续性胀痛、钝痛、扳紧样痛、颈项后枕部吊紧样痛等,可整日持续存在,时轻时重,可经历数月、数年不止。这种紧张性头痛与工作姿势不良、光线不足、低头工作过久等有关。

辅助检查:神经系统检查,同时可做头颅X线摄片、脑血管造影、脑电图、CT等检查。

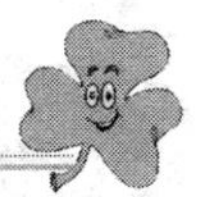

(3)发作时间不规则的头痛:此种头痛以血管性头痛多见。血管性头痛是颅外软组织内血管的收缩、舒张、牵拉等引起的头痛。全身感染发热、癫痫发作后、急性颅脑外伤、过敏反应、高空缺氧、高血压、月经期及血管本身病变,均可引起血管性头痛。

①常见的血管性头痛为偏头痛。偏头痛为周期发作性头痛,多可每日发作,少则数年发作1次,一般发作次数并无规律,也有在月经期发作者。每次头痛可持续数小时、数天,甚至数十天。发作前有些嗜睡、脾气急躁等,常有左侧眼前或右侧眼前发花、闪光、闪星火等视幻觉,头痛常在视幻觉消失后的对侧头部出现,可扩散到整个头部。疼痛部位以头的两侧、颞、额、眼眶后等部位较多见,发作常限于一侧头部,但也有的两侧交替出现。初起时头痛发作程度较轻,持续时间较短,间隔时间较长,以后可发作频繁或持续时间较久。疼痛颇剧,可伴随恶心、呕吐、畏光、怕响声、情绪波动、全身乏力。少数可伴有视物模糊或短暂失明。在发作间歇期可完全正常。本病的致病原因尚不清楚,常在青少年时起病,通常到中年以后,或停经后可自行停止发病。

②颞动脉炎大多发生在老年人,头痛主要分布在眼部、额部、头部的两侧,耳前区的颞浅动脉呈弯曲隆起,轻叩压均可引起疼痛。患者常有发热、血沉增快,并可表现疼痛侧眼的视力逐渐减退以致失明。

辅助检查:神经系统检查,同时可做颅脑超声、头颅X线摄片、脑血管造影、气脑造影、脑电图、CT等检查。

(4)其他疾病引起的头痛:某些中毒和代谢障碍也可引

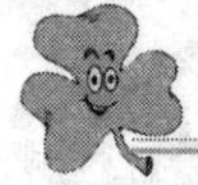

起头痛，如尿毒症、糖尿病、低血压、贫血、毒血症、便秘等。

辅助检查：血、尿、便常规检查，同时可做脑电图、CT等检查。

19. 如何预防偏头痛

由于偏头痛的发作与饮食、情绪、工作生活环境有关，因此除了药物治疗外，应注重自我防治，健康的生活方式就更为重要了。

(1)偏头痛患者应注意休息、强调劳逸结合。因为失眠、熬夜、过度劳累均可以诱发偏头痛发作，所以要合理安排好自己生活与劳动、休息的关系，做到工作及劳动有计划、生活有条理。

(2)注意调整好自己的情绪，避免精神过于紧张、焦虑、抑郁或暴怒。女性往往比男性更爱生闷气，心中有事嘴上不讲，不易得到及时的发泄及排解，这也是女性比男性更容易发生偏头痛的原因之一。

(3)戒烟酒。烟酒都属于不良的生活嗜好，有害于健康。对偏头痛的患者来说，喝酒，特别是喝啤酒及甜酒常常是偏头痛的重要诱发因素。吸烟时因同时吸入一氧化碳及尼古丁等有害物质而也可以诱发偏头痛。因此，对有烟酒等不良嗜好的偏头痛患者来说，应立即戒掉烟酒等。

(4)凡是含有酪胺的食品如巧克力、奶酪、各种奶制品、啤酒等均有诱发偏头痛的可能，有偏头痛而又喜欢巧克力

类食品的人，为了预防偏头痛发作，看来只好忍痛割爱了。各种豆制品如豆腐、豆干、豆腐皮、豆浆等因含有较多的镁离子，具有镇静和调节脑血管缩舒功能的作用，因此经常吃一点儿豆制品可有助于预防偏头痛的发作。

(5)天气湿热可以诱发偏头痛，如在黄梅天来临时，偏头痛也较易发作，因此在这种天气下要注意调节室温，加强室内的通风和除湿。

(6)有许多药物如降压药物硝苯地平、治疗心绞痛的硝酸酯类药物等，均因有较强的扩血管作用而可以诱发偏头痛。女性服用避孕药，特别是以前那种雌激素含量较高的避孕药可以诱发偏头痛。因此，有偏头痛病史的人在服用药物时要小心避免服用那些可以诱发偏头痛发作的药物，在看病时可以提醒一下医生自己是一个偏头痛患者，平时吃什么药可以诱发头痛或使自己的偏头痛发作加重，让医生可以考虑用其他的药物或方法来代替之。

(7)每个偏头痛患者都要对偏头痛这个病有一个清醒的认识，即偏头痛是一个不太容易根治的疾病，通过治疗可以减少偏头痛的发生频率，降低头痛发作的强度，延长两次发作之间的缓解期，但要想获得根治是十分困难的，从而要认识到防治偏头痛的长期性，对以上提到的各种诱发因素应在日常生活中注意避免，采取一种积极的预防态度。

(8)当头痛的发作形式、强度、持续时间等与以往的发作有明显的不同时，千万不要掉以轻心，等闲视之，还认为头痛是老毛病，忍一忍或熬一熬甚至挺一挺就过去了，或自己找一点止痛片吃吃就算了，而应及时找医生诊治，以免延误了诊治,造成不良后果。

(9)当上述的诱发因素因种种原因很难防范时,而偏头痛的发作又很频繁或发作程度较严重时,可以在医生的指导下,服用一些药物来加以预防。甲基麦角胺丁醇酰胺每天口服 4～8 毫克可以收到较好的效果。但由于该药可以引起腹膜后纤维化,一次连续使用不应该超过 3 个月,然后要经过一段时间休息后才能再次使用,妊娠期妇女及阻塞性血管疾病患者忌用。此外,普萘洛尔 20～40 毫克,口服,每日 3～4 次,能为大约半数的偏头痛患者提供一个较长的缓解期。钙通道阻滞药氟桂利嗪(西比灵)5 毫克,每夜 1 次口服,或维拉帕米 80 毫克,每日 3～4 次口服,也能有效地预防或减少偏头痛的发作。

20. 怎样预防耳源性和眼源性头痛

(1)耳源性头痛的预防:应积极预防耳部疾病的发生,注意局部清洁,保护耳部皮肤的完整性。对外耳道异物、耵聍或瘙痒不要随便用不洁净的工具(如指甲、火柴棒及其他锐器)掏挖或搔抓,以避免皮肤损伤,增加感染的机会。应当积极预防上呼吸道感染,如鼻炎、鼻窦炎等疾病。局部有皮肤损害、毛囊炎及感染性病灶时,应及时诊治。

(2)眼源性头痛的预防

①每个人都应该懂得保护眼睛的重要性,并学习一些有关眼睛的初步生理知识和有关疾病的知识,目的是为更

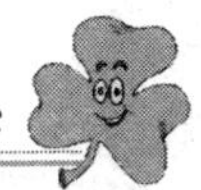

好地爱护眼睛。

②看书、写字的姿势要养成良好的习惯。乘车、睡卧时及光线较暗的地方不宜看书。用眼时间较长，应适当休息或看远处物体目标，进行自身调节。亦可自行穴位按摩或做眼睛的保健操。避免眼部外伤及物理化学性刺激，要使用洁净的毛巾、手绢擦揉眼睛。尤其是儿童，从小应该注意保护眼睛。

③定期检查视力。每个人应该关心和了解自己的视力情况，定期检查视力，及时发现问题。一侧眼患病时，常被健侧眼睛所代偿和掩盖，不易发现，应当引起警惕。

21. 如何预防紧张性头痛

由于紧张性头痛与精神因素、不良姿势等有关，因此精神治疗和纠正不良的姿势是很重要的。

(1)消除紧张、急躁：患者应设法使自己的身心松弛，家庭应有一个宽松的环境。易急躁焦虑的人应尽量努力改变自己的个性，多参加各种娱乐活动，锻炼身体，陶冶情操。

(2)纠正不良姿势：有头颈部、肩部姿势不良习惯的要通过自身努力予以纠正，对某些职业工作者工余时间要进行放松锻炼，必要时应调换职业。国外有用放松疗法或冰裹法来放松颈部肌肉治疗紧张性头痛的做法。

(3)劳逸结合：保证良好的休息和充足的睡眠。

22. 如何预防丛集性头痛和血管神经性头痛

(1)丛集性头痛的预防：对由于食物等原因引起的丛集性头痛，应尽量避免食用或接触。同时，由于丛集性头痛的特点是在一段时间内有规律地反复发作，给预防性治疗带来方便。可在发作间歇期预先用泼尼松、麦角胺和维拉帕米等药物防止疼痛的发作。

(2)血管神经性头痛的预防：引起血管神经性头痛危险因素较多，这些因素与头痛有密切关系。常见的危险因素有：过度的脑力劳动、睡眠不足、精神刺激(恋爱、婚姻、人际关系、家庭生活事件、工作矛盾、上下级义系、调资调级、突发意外、荣誉先进待遇等)、吸烟、饮酒、饮食习惯(特别是蛋白、奶酪制品和巧克力)、情绪变化、内分泌改变、气象因素、过度疲劳，以及急慢性疾病的长期刺激等，均是引起血管神经性头痛的常见因素，应当积极采取措施，避免和预防这些危险因素。

23. 怎样预防非生产性毒物引起的中毒性头痛

一些人嗅到一些不良气味后会诱发头痛。因为不良气

味多属于带刺激性的化学气体，它们的分子弥散在空气中，经过人体鼻腔黏膜上的嗅细胞传导直接刺激位于额叶底部的嗅中枢，通过额叶、边缘系统等与情绪有关的中枢及传导通路，指导人们做出相应的反应。这就提示，不良气味导致的头痛，主要是通过情绪反应引起的。在接触不良气味时，神经兴奋同样可使大脑中的多种致痛物质释放。例如，有些刺激性大的气体如氨、二氧化硫、硫化氢、臭氧及神经毒剂等。如吸入了这类刺激性气体，可直接造成黏膜的感觉神经损伤、血管内皮细胞破坏、血管麻痹扩张，于是产生剧烈头痛，这常是中毒的早期症状，也是机体的保护性反应。对于其他固态毒物引起的中毒性头痛的预防措施就是避免接触。

非生产性毒物中毒的预防措施如下。

(1)加强对剧毒药品及化学性有毒物质的严格管理。化妆品、染发剂、清洁剂必须对人体无毒。

(2)医疗用药时，要认真查对，注意用药剂量、时间和给药途径。

(3)尽量改造拥挤、空气污浊的公共场所，办公室用具要符合卫生学要求。

(4)家庭使用的家具、装饰品应尽量避免用有毒的原材料。加强室内通风换气，尽可能不使用有毒的化学制品、油漆等装饰或装修房屋。

(5)避免误食有毒的动、植物，如河豚、毒蘑菇等。

(6)使用燃煤炉灶，应注意预防一氧化碳(煤气)中毒。

(7)戒烟，忌酗酒。

(8)某些相关疾病的早期诊断和治疗，如已患肝、肾、肺疾病者，要积极治疗原发病，减少体内代谢产物的蓄积。

24. 眼源性头痛的防治对策

对于各类疾病引起的头痛症状，应积极防治相关疾病，从源头上解决问题。以眼源性头痛为例，由于眼部疾病如屈光不正(近视眼、远视眼、老花眼和散光)、青光眼、虹膜睫状体炎、角膜炎、角膜溃疡、眼眶感染、眼部肿瘤和眼外伤等病变时，刺激和损害了支配眼部的神经末梢可引起头痛，故每个人都要懂得保护眼睛的重要性，了解有关眼睛的一般性生理知识和有关疾病的知识。不宜在光线较暗的地方看书；屈光不正者用眼时间不要太久，适当看远处物体进行自身调节；可做眼睛保健操；避免眼部外伤和物理化学刺激；不要用手揉眼睛，要用洁净的手绢擦眼睛；定期检查视力，及时发现问题及时解决。头痛患者如为了排除眼源性头痛，应及时到眼科就诊，必要时检查眼底和做眼部CT。定期检查视力以便发现是否有屈光不正引起的眼源性头痛。青光眼因有剧烈头痛、呕吐频繁，极易误诊为偏头痛而延误治疗，必须引起高度重视。青光眼引起的头痛多位于病侧额颞区，头痛和眼痛同时发生，按压眼球可使头痛加重，急性起病者可伴有视力减退，也可伴有眼部出血、角膜水肿等，测量眼压有助确诊。眼源性头痛的病因治疗是最有效的治疗。如屈光不正，验光配镜予以纠正。急性闭角性青

光眼最易致盲,必须紧急处理。

25. 常坐办公室者如何预防头痛

在封闭的写字楼里工作容易感到头痛,这与大楼中缺乏流动的新鲜空气很有关系。还有化学品、污染物(如石棉)、暖气系统或空调系统中的有毒物、化学性空气清新剂、杀虫水和香烟雾都可能滞留在大楼里,这些都可能是头痛的诱因。可以用电子空气净化器、空气氧离子发生器帮助净化空气,也可以将窗户打开透气。有可能的话,最好能离开大楼到有绿化的地方散散步。

每小时远望5分钟:由于一大堆公务要处理,可能经常会整日埋头于文件堆里,这样往往会引起前额中间或眼睛的疼痛。这种头痛是由于眼睛专注于某物太久,眼睛内部和周围的肌肉痉挛而引起,这证明眼睛需要休息一下了。每小时要让眼睛休息5分钟,最好向远处眺望,这样有助于预防头痛。还可以这样做:视觉疲劳时不妨摘下眼镜,把灯拧暗或走到一间光线较暗的房间里,用手遮住眼睛,让掌心挡住光线,眼睛往掌心看30秒钟,然后闭上眼睛,拿开双手,再慢慢睁开眼睛。如果经常头痛,还应当检查一下是否需要戴眼镜或配副新的眼镜,也应检查眼睛有无其他病症。

也许你从不在意自己的坐姿,实际上由于坐姿不好而开始头痛或头痛变得更厉害的例子非常多。如果能抬起头让头部和身体基本成一直线,身体各部分的肌肉就不容易

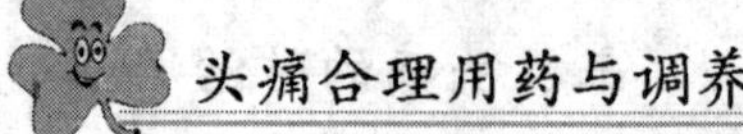

疲劳。如果头部太向前伸，颈部和上背部的肌肉就会绷紧，容易疲劳。对于职业女性而言，有些习惯性动作持续一段时间后，常会引发肌肉酸痛或头痛，如勾着头伏在键盘上打字，或把电话听筒夹在肩膀和头之间打电话。最好的解决办法就是经常改变姿势，每隔 45 分钟左右休息 3～5 分钟，哪怕只是在办公室里倒杯水，稍微活动一下也好。

当感到焦虑、压力、紧张、疲倦，或是发生便秘时，大多会发现一种时而发作又颇为常见的头痛，尤其是压力可以使人头痛。因为压力之下的人处于紧张状态，此时血管收缩，而当放松下来后，血管开始变粗，这时候就出现头痛。这种紧张性头痛通常是整个头部及颈部感到疼痛，很少只痛一边。如果能把压力分散开来，让“忙时”不要太忙，见缝插针地娱乐一下，“闲时”也不要太闲，肯定会帮助自己远离头痛。

另外，有关研究还表明头痛与吸烟是有联系的。而且烟的尼古丁含量越高，头痛发生就越频繁。

26. 控制哪些食物的摄入能预防偏头痛发作

偏头痛的发作，与食用了一些食品有密切关系。如患者首次发病与食用某种食物有关，再次食用该食物时偏头痛又再发，则提示这种食物可促发偏头痛。为预防偏头痛发作，应对这种食物退避三舍，严格控制。含奶酪丰富的食

品，极易诱发偏头痛，还有牛奶、冰淇淋、腌制的肉类、含硝酸盐和亚硝酸盐的食品，以及咖啡、巧克力，均能诱发偏头痛，对于以上的食品，偏头痛患者尽可能避免或禁忌。此外，公鸡、猪头肉、螃蟹、虾等食品能动风而使肝阳上亢加剧头痛发作，所以在选食时力求食品清淡、新鲜而富有营养，避免辛辣、刺激之品。

对于因痰饮内停而导致的偏头痛，饮食更宜清淡，勿进肥甘之品，以免助湿生痰，加重病情。对于有偏头痛发作史的患者，也可以经常饮用菊花茶或桑叶茶，以预防偏头痛的发作。

四、头痛的西药治疗

1. 如何治疗偏头痛

(1)一般性治疗:当患者头痛发作时,应首先设法让患者的情绪安定下来,尽量消除其精神上的恐惧、焦虑和紧张,并应让患者在光线较暗的房间里斜坐或半卧位的安静休息。对烦躁不安的患者也可以适当应用一些镇静药,帮助患者进入睡眠状态,一部分患者在醒来时头痛常可自行消失。同时,可以在患者的头部用冷水毛巾进行冷敷,或用手指轻轻压住头痛侧的颈部或颞部跳动的血管,这样可以减轻头痛的程度。如果一般性措施不能缓解偏头痛时,对轻度发作的偏头痛,常用药物为口服阿司匹林或对乙酰氨基酚,通常在服药后 3060 分钟就可以获得缓解。

(2)药物治疗

①止吐药。治疗偏头痛发作时,如果有呕吐,可以服用甲氧氯普胺或多潘立酮,可减轻呕吐,加速胃排空,在发作时要尽快使用。甲氧氯普胺主要有锥体外系运动不良反应。上述两种药物均不能用于儿童。

②镇痛药。阿司匹林、布洛芬和对乙酸氨基酚对于轻到中度的偏头痛发作是首先的镇痛药。阿司匹林可与甲氧氯普胺合用，对乙酰氨基酚与多潘立酮合用能较快和较好地解除头痛。

③麦角胺和双氢麦角碱。麦角胺和双氢麦角碱为血管收缩药。麦角胺和双氢麦角碱有较多的不良反应。麦角胺可引起中毒，导致偏头痛增加，出现每日发作钝性的、弥漫性的头痛（麦角胺性头痛），与慢性紧张性头痛难以区分。双氢麦角碱的不良反应程度轻些。一旦停服麦角胺头痛会加重（反弹性头痛）。

④曲坦类药物。口服曲坦类药物在 60 分钟内可使 30%～40%的发作患者头痛缓解，2 小时后可使 50%～70%的发作患者头痛缓解，恶心、呕吐、畏光、畏声随之得到改善。但如果首剂无效，再给第二剂也无效。曲坦类药物存在的问题是 24 小时内有 30%～40%的患者头痛复发，这是因为药物并未根治脑内的病源。

儿童偏头痛的首选药是对乙酰氨基酚，剂量应该按体重计算。12 岁以下儿童，阿司匹林是次选药物。舒马曲坦对儿童偏头痛无效。频繁发作并且对行为治疗无反应的儿童应该用β受体阻滞药预防。

严重偏头痛发作可采用甲氧氯普胺 10 毫克静脉注射或肌内注射，阿司匹林 0.5～1 克静脉注射，双氢麦角碱 1 毫克肌内注射也有效。阿片类、巴比妥类、苯二氮䓬类和可的松类药物在这种紧急状态下都被广泛使用。

(3)偏头痛预防性治疗：①每月发作 3 次或更多。②发

作时间>4个小时。③头痛极度严重。④急性发作后头痛未充分缓解。⑤发作的先兆期长。⑥急性发作治疗导致不良反应的发生。以上患者在开始预防性治疗前,应注意剂量、偏头痛发作的频率、严重程度和持续时间。用药应从小剂量开始。预防治疗应进行9～12个月,以逐渐减少药量,然后观察2～3个月。如一种药3～5个月无效,应换另一种药。β受体阻滞药应作为首选治疗偏头痛的药物,如患者同时患有高血压和焦虑,其疗效会很显著。低血压和睡眠障碍等不应使用β受体阻滞药。禁忌证是心衰、房室传导阻滞、1型糖尿病、哮喘等。睡眠障碍的患者最好选用氟桂利嗪,而有震颤、抑郁和锥体外系症状的患者不要用。第三选择是5-羟色胺拮抗药,苯噻啶和美西麦角,但常出现不良反应,禁忌证包括怀孕、冠心病、外周血管疾病、高血压和肝肾功能障碍。

2. 如何治疗头面部疾病引起的头痛

对这一类头痛的防治主要是针对原发病进行治疗。

如对眼源性头痛,应治疗并矫正屈光不正,养成良好的阅读习惯、少看电视,定期检查视力,勤做眼保健操,以及预防青光眼等。

对耳源性头痛,则要积极防治急性化脓性中耳炎,及时使用足量、敏感的抗生素控制炎症。

对鼻源性头痛,重点是防治鼻炎、副鼻窦炎,尤其是急

性鼻窦炎，除口服或肌内注射抗生素，还可行鼻窦穿刺冲洗引流或抗生素局部注入。

对牙源性头痛者，则应首先治疗病牙，如及时填补龋齿，拔除残冠，治疗急性牙髓炎等。

当上述原发病得到治疗后头痛就会缓解。原发病治愈后，头痛也可随之消失。

在原发病尚未彻底治愈时，如头痛严重，则可适当应用索密痛片、罗通定、阿司匹林、吲哚美辛、双氯芬酸（扶他林）、布洛芬等止痛药。若因头痛而影响睡眠，可适当服用镇静催眠药，如地西泮、氯硝西泮、艾司唑仑等。

3. 如何防治三叉神经痛

(1)抗癫痫药治疗：①卡马西平 100 毫克，每日 2 次，以后每日增加 100 毫克，直至疼痛停止，总量可逐渐增至 400～800 毫克，有时需达每日 1 200 毫克，但若已用至每日 1 600 毫克仍无效时则应考虑其他疗法。在治疗有效后需继续用药 2～3 周，然后逐渐减少到最小有效量 100 毫克，每日 2～4 次，再维持数月。约 69％的患者可以获得完全或部分缓解。②苯妥英钠 100 毫克，每日 3 次，以后每日增加 100 毫克，直至疼痛停止为止，但每日总剂量不宜超过 600 毫克，在出现头晕、走路时步态不稳等共济失调的不良反应时应减量，并以最小有效量维持数月。该药的效果不如卡马西平，有效率仅为 20％～50％。

(2)三环类抗抑郁药：卡马西平 100 毫克，每日 3 次，逐渐加量直至疼痛停止为止，总量不超过每日 600 毫克，也可以产生共济失调等不良反应。

(3)维生素 B_{12}：通常采用维生素 B_{12} 1～3 毫克，肌内注射，每周 2～3 次，连用 4～8 周为 1 个疗程，据称总有效率可达 83%。

(4)哌咪清：通常第 1～4 天剂量为每日 4 毫克，第 5～9 天每日为 6 毫克，第 10～14 天为每日 8 毫克，第 14 天以后为每日 12 毫克，分 2 次服用。常出现手抖、记忆力减退等不良反应，但一般可以耐受，不需终止治疗。

4. 怎样治疗丛集性头痛

丛集性头痛发作时主要是针对症状治疗。发作时面罩吸氧或高压氧治疗，对部分患者有效。可选用以下药物治疗丛集性头痛发作。

(1)口服咖啡因-酒石酸麦角胺复合片 2～6 片。镇痛效果很好，但有的患者仅口服可能无效，需皮下注射。发作时，1 次皮下注射 0.5 毫克。为防止连日注射引起蓄积中毒，每周只连用 5 天，大多数患者用这种方法能得到控制。

(2)酒石酸麦角胺：作为口服药是无效的，然而作为雾化吸入和坐药是有效的。国外常用酒石酸麦角胺复合片。

(3)抗组胺制剂：约半数病例有效，因抗组胺制剂仅作用于血液循环中的组胺，对组织中产生的组胺无效。

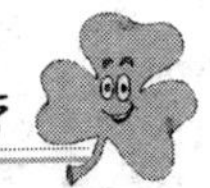

(4)5-羟色胺受体激动药:5-羟色胺受体激动药与5-羟色胺受体结合,从而抑制5-羟色胺的扩血管作用,使血管收缩达到治疗目的,如舒马普坦等药可以口服、滴鼻、皮下或静脉注射,每次1～2毫克,每日不超过6毫克,用药后如出现胸闷、胸部发紧应立即停用。

(5)钙离子拮抗药:如氟桂利嗪每晚5～10毫克口服。抗癫痫药物,如丙戊酸钠每日60～120毫克口服,部分患者有效。

(6)激素:对丛集性头痛激素是最有效的药物,最好是酒石酸麦角胺与激素并用,丛集性头痛发作时口服泼尼松,每日20～40毫克,或甲泼尼龙静脉滴注,每日200毫克,至丛集发作停止后停药。

药物预防丛集性头痛发作可选用酒石酸麦角胺、碳酸锂、二甲麦角新碱及钙离子拮抗药。具体用法用量需在医生指导下进行。

丛集性头痛的治愈标准是:头痛发作控制,短期内未复发。

丛集性头痛的好转标准是:头痛发作减少或减轻。

5. 如何治疗紧张性头痛

由于紧张性头痛的发病机制并不清楚,所以在药物选择上多采用温和的非麻醉性镇痛药,特别是在发作期应用药物治疗是必不可少的,可以减轻症状。其中主要是非类

固醇性抗炎类药物，其他药物包括适量的肌松弛药和轻型的镇静药，抗抑郁药也常根据病情应用。一般多以口服方式给药，并且短期应用，以免引起药物的不良反应。

目前已普遍认为，阿米替林是此类头痛的首选药物。此药为较早用于慢性紧张性头痛伴抑郁症状的药物。口服剂量开始为每日 75 毫克，睡前服用，每服 3～4 晚可增加 12.5～25 毫克，可达每日 150 毫克，分次服用。常见的不良反应有嗜睡、口干、恶心、呕吐、乏力、头晕及失眠等。年龄较大，病程较长患者的效果更好。

普萘洛尔能有效地用于部分患者的治疗，它可增强阿米替林的疗效。普萘洛尔又有抗焦虑作用，可消除患者所伴有的焦虑症状，且部分紧张性头痛的患者有血管扩张，故普萘洛尔与阿米替林合用可增强疗效。普萘洛尔剂量为 20 毫克，每日 3～4 次，可逐渐增加到 80 毫克，每日 3 次。

其他药物有地西泮、硝西泮、氯氮䓬、甲丙氨酯等。每个患者选用 1～2 种药，连续用 1～6 个月，然后逐渐减量至停。另外，常用的还有阿司匹林、罗通定、索密痛片、吲哚美辛、卡马西平等。也可在肌肉压痛点处用 2%普鲁卡因 1～2 毫升封闭。

积极预防和治疗颈椎病，包括做颈椎操、颈椎牵引等。其他如一些中成药的应用、局部理疗、针灸、推拿等治疗措施，均有助于缓解头痛症状。对严重的、内科保守治疗无效的症状性紧张性头痛，特别是对神经根产生明显压迫症状的颈椎病，必要时可以考虑手术治疗。

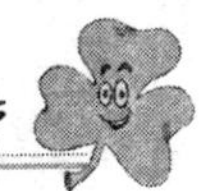

6. 怎样治疗鼻源性头痛

鼻源性头痛是指鼻腔、鼻窦病变引起的头痛。以鼻窦急性炎症最为多见，约占全部头痛发病数的5%，其他如急慢性鼻炎、慢性鼻窦炎、萎缩性鼻炎、鼻中隔偏曲等均可引起头痛。鼻源性头痛一般都有鼻病的症状，如鼻塞、流脓涕等，多为深部头痛，呈钝痛或隐痛，无搏动性，白天较重。卧床休息时减轻，头痛有一定的部位和时间，在低头弯腰、衣领过紧、全身用劲使静脉压增高时鼻黏膜充血，头痛加重。鼻腔黏膜用药收缩或表面麻醉后，头痛可减轻。鼻源性头痛的治疗原则如下。

(1)局部治疗：包括减少分泌物，应用抗感染药物。减少分泌物的药物，常用1%麻黄碱滴鼻液，不但可减少分泌物，而且可使黏膜收缩，有利于鼻腔引流。应用抗生素类较为普遍和广泛，如局部用四环素或金霉素软膏、4%硼酸软膏，也可用1.5%过氧化氢液冲洗。

(2)促进窦腔内脓汁的引流：取坐位，上身下俯，头低近膝，可引流出上颌窦内脓液。其次是用血管收缩药滴鼻，使鼻腔和窦口黏膜消肿，以利于引流。常用麻黄碱滴鼻剂。急性上颌窦炎经上述治疗无效时，待急性期过后可行上颌窦穿刺，经引流和冲洗常能较满意地引流出窦腔内脓液。

(3)全身性抗感染治疗：包括口服和注射各类抗生素，如口服麦迪霉素、乙酰螺旋霉素、头孢类及磺胺类药物。注

射抗生素可用青霉素、链霉素、庆大霉素和头孢类等，但要在医师指导下应用。

(4)镇痛药物：由于面部神经丰富，鼻部病变时常引起局部疼痛和头痛。为减少疼痛，可适当应用镇痛药，如索密痛片、罗通定、复方对乙酰氨基酚(散利痛)、卡马西平等药物，以缓解疼痛。

(5)中药治疗：主要是用清热解毒、消炎止痛药，如荆芥、防风、连翘、薄荷、桑叶、栀子、菊花、黄芩、蔓荆子等，水煎服。

(6)物理治疗：如热敷、红外线照射、短波透热疗法等辅助治疗，可促进恢复健康。

(7)鼻咽癌头痛治疗：①镇痛药。②放疗。③化疗。

7. 怎样治疗耳源性头痛

(1)对症治疗：当耳源性头痛比较严重且影响到生活，特别是影响夜间睡眠时，可以给予适当的镇痛药和一些镇静药以对症治疗，如复方阿司匹林、索密痛片、撒利痛等，保证晚间的睡眠尤为必要。

(2)抗感染治疗：对局部的皮肤损害、毛囊炎及各种感染性病灶，包括鼻咽部的各种并发症应当要积极治疗。可服用抗生素，如麦迪霉素、吉他霉素、乙酰螺旋霉素、头孢类，以及磺胺类药物(注意药物过敏)。病情需要时，可肌内或静脉注射抗生素。

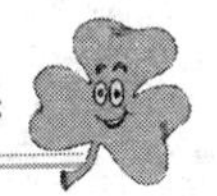

(3)外科治疗：对胆酯瘤、恶性肿瘤及颅内并发症等应当有专科医师根据病情，采取手术治疗(如清创、切开引流及肿瘤切除等)。

8. 如何治疗癫痫性头痛

癫痫性头痛患者要积极预防和治疗各种原发病，如脑血管病应服用治疗脑血管病的药物，脑瘤则应手术切除致痫灶或切断其传播通路。治疗各种已知的致病因素，如产伤、颅脑外伤，以及各种牵涉颅脑损伤的疾病，如脑炎、脑血管病、脑寄生虫病等。

常用的抗癫痫药物有苯巴比妥、苯妥英钠、丙戊酸钠、卡马西平、氯硝西泮、乙琥胺等，根据发作类型不同，选择不同的有效药物。例如，癫痫大发作首选药物为丙戊酸钠，其次为苯妥英钠或苯巴比妥；精神运动性发作首选药物为卡马西平；失神小发作首选药物为乙琥胺，其次为丙戊酸钠等。口服药量均应自小限量开始，如不能控制，再逐渐增加。一种药物达到有效血药浓度而效果不显或因其不良反应不能继续应用时，医生会撤下，而改用次选药物。由于抗癫痫药物间常有相互作用，因此一般不同时使用多种药物，合用药仅在特殊需要时使用。

对部分难治性癫痫药物不能控制发作时，可采用外科治疗，能改善部分患者的发作。

患者应有良好的生活规律和饮食习惯，避免过饮、过

劳、睡眠不足和情感冲动。食物以清淡为主,少用辛辣食品,最好戒除烟酒。适当的体力和脑力活动对健康有利,避免有明显危险性的工作和活动。要对疾病有正确的了解,不要有自卑感而脱离人群。树立战胜疾病的信心,是康复的重要条件。

9. 颈椎病引起的头痛如何治疗

(1)牵引疗法:国内一般多采用坐位、大重量、短时间或持续性的方法,也可以在家庭中做自我牵引。牵引的作用主要是纠正椎体的倾斜,使椎体间关节恢复正常,同时使椎间隙逐渐牵开,减少对神经根的刺激。并使颈部痉挛的肌肉逐渐放松,缓解疼痛症状。另外,早期牵引能使椎动脉的曲折、痉挛现象得到改善,从而有利于大脑供血和脑脊液、脊髓血液循环的改善。

(2)物理治疗:颈部的直流电醋离子导入、间动电流疗法、感应电疗法、超刺激疗法,以及中药电熨疗法,能改善颈部的血液循环,具有止痛、消炎、消除神经根水肿及缓解粘连等功效,减轻枕部肌肉和神经的刺激,缓解头痛。

(3)局部封闭疗法:对于后枕部肌肉痉挛所产生的剧烈头痛,可以采用局部封闭疗法。在椎体前外侧、椎间盘内和星状神经节或局部压痛最明显处,选用1%普鲁卡因 3～5毫升,加地塞米松 10 毫克依次进行局部封闭治疗。

(4)手术治疗:手术的目的是减轻压迫,消除刺激,增强

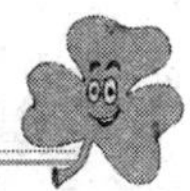

稳定、制动，以防止进行性损害等。特别对于神经根或脊髓压迫症状逐渐加重或反复发作，椎动脉型中椎动脉在横突孔部受骨刺或其他异常所致刺激或压迫有明显供血障碍而产生头痛、眩晕等症状者，手术之后疗效好。

10. 如何治疗脑血管病引起的头痛

要针对能够引起脑卒中的各种危险因素，特别是高血压、动脉硬化、心脏病、糖尿病、高脂血症、高黏血症、肥胖、吸烟、酗酒和 A 型行为类型等加以预防。其中控制高血压是预防脑卒中发生发展的最重要环节，按联合国世界卫生组织（WHO）的要求，血压应控制在 140/90 毫米汞柱以下。

一旦发生脑卒中以后并由此而引起头痛时，则应根据其是出血性脑卒中还是缺血性脑卒中而采取不同的治疗方案，首先要注意患者的生命指征（血压、脉搏、呼吸、体温等）是否平稳，对血压过高的患者要适当控制过高的血压，并把血压维持在一个合适的水平。此外，可以用甘露醇、山梨醇、甘油果糖或呋塞米等药物来降低因脑卒中而引起的颅内高压，这样往往可以使因颅内高压引起的头痛获得迅速缓解。当上述措施仍不能缓解头痛症状时，可以适当应用一些镇痛药或镇静药，同时要针对引起头痛的原发病——脑卒中的病因进行治疗，特别是对出血性脑卒中的一些可以根治的病因如动脉瘤、动静脉畸形等进行治疗，必要时可以采用介入治疗、手术治疗、伽马刀治疗等。

11. 如何治疗由眼病引起的头痛

由于引起眼病性头痛的病根在眼，所以防治的重点当然应该放在眼病的预防、检查和治疗上。

(1)人们常说要像保护眼睛一样来保护国家财产，可见眼睛对人体来说是多么的重要。因此，每个人都要了解一些眼睛的生理知识和有关眼病的常识，从而懂得如何保护自己的眼睛。

(2)从小要养成爱惜自己眼睛的好习惯，不要躺在床上看书、走在路上看书或坐汽车、火车时在不断颠簸的情况下看书，在光线较暗的地方也不宜看书。书看了一段时间以后要适当休息，让疲劳的眼内肌、眼外肌都能及时得到休息，让它们也能劳逸结合一下。还可以对睛明、攒竹、印堂、百会、太阳、合谷等穴位进行按摩或做一做眼保健操。

(3)要避免外界各种有害因素对眼球的损伤。人们都说在全身最娇嫩的要算眼睛了，任何的外界伤害都可能损害到眼睛，有的伤害甚至将导致终身致残。尤其儿童应从小开始注意保护自己的眼睛。

(4)定期检查视力，及时发现问题。因为人用双眼视物，一只眼睛视力减退时，可被健侧眼睛所代偿和掩盖，不易及时发现，只有定期检查视力，才能及时发现。

(5)病因治疗，针对引起头痛的不同眼病，采取不同的对策，如屈光不正(远视、近视、散光等)应及时去眼科验光

配镜予以纠正，其他各种眼病更要及时确诊，按眼科医生的指导坚持治疗。

(6)对症治疗，对因眼病出现的严重头痛，除进行病因治疗以外，还可以口服镇痛药和镇静药以缓解头痛及因此而产生的精神不安和焦虑状态。

12. 如何治疗由牙病引起的头痛

防治牙源性头痛首先要从爱护牙齿开始。人每天吃的食物的整个消化过程是从牙齿开始的，由牙齿把食物咬切、撕裂、嚼碎、研磨，使大块的食物变小，由唾液混合成食团才能吞咽进入食管和胃肠。为了能够很好地完成这项艰巨的任务，人的牙齿必须特别坚固，可以说人的牙齿是人体中最坚硬的物质，其硬度近似于石英的硬度。

一个人一生中有二套牙齿，乳牙和恒牙。通常在6岁以后乳牙开始逐个脱落，继而长出恒牙。有许多因素如营养不良(如佝偻病)，一些慢性疾病(如结核病、呆小症等)都会影响牙齿的正常发育和生长。龋齿是我国最为常见的牙病，4～8岁的儿童是乳龋的高发期，而11～19岁是恒龋的高发期。因此，爱护牙齿要从小做起，从小就要有一个健康的体格，同时还必须注意口腔卫生，除了要学会正确的刷牙方法、饭后用清水漱口外，平时要多吃一些比较硬脆的水果、干馍或其他一些需要多咀嚼的食物，以利于牙齿和牙周组织的正常发育。对已经发生的龋齿、牙周炎及咬合不良等口腔疾病，要在口腔科医生的指导下及时治疗。因为病因治疗才是治疗牙源性头痛的根本，当牙源性头痛较明显或影响到正常生活时，可以适当用一些镇痛药与镇静药对症治疗以缓解症状。

13. 怎样治疗静脉窦血栓性头痛

对诊断明确的静脉窦血栓形成，治疗原则是治疗病因、对症治疗、腰穿放液治疗和手术减压治疗，以及中医中药辨证治疗。

(1)针对病因治疗：产褥期感染可引起静脉窦血栓形成，口服避孕药、头部外伤等也都是常见的病因。有些情况也与本病的发生有一定关系，如妊娠、糖尿病、脱水、血脂异常、溶血、人工流产、阵发性血红蛋白尿等。针对病因治疗，是静脉窦血栓形成治疗的重要原则。

(2)及时对症治疗：大部分患者在发病后被诊断为静脉窦血栓形成时，往往找不到病因，或某些症状需要紧急处理，如高颅压表现剧烈头痛、呕吐时，可以给予甘露醇脱水或利尿药以缓解头痛；针对有癫痫发作时，应及时抗癫痫治疗到完全控制症状；针对血栓形成可给予抗凝药和溶栓治疗。

(3)腰穿放液：对静脉窦血栓形成患者，经腰穿脑脊液检验检查测压力，有助于诊断和动态观察病情，同时还能降低颅内压力。在应用脱水药、利尿药的同时，颅内压力仍无

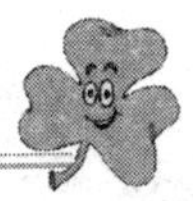

明显下降,甚至上升,又不打算手术或无条件手术减压时,每日或隔日做一次腰穿,放出一部分脑脊液,可明显缓解颅内压力。

14. 怎样治疗血管神经性头痛

(1)常规镇痛治疗:口服麦角胺咖啡因0.1～0.2克,30分钟后如无效可再服0.1克,每日总量不超过0.6克。肌内注射麦角新碱0.2～0.5毫克,无效时1小时后可重复1次。肌内注射樟柳碱4～5毫克或缓慢静脉注射2～6毫克(放入50%葡萄糖溶液40毫升中)。0.5%普鲁卡因皮下封闭扩张的颞动脉周围等。动脉硬化、心脑或末梢血管疾病及妊娠者忌用麦角制剂。

间歇期为防止发作可选用谷维素(20～30毫克)、普萘洛尔(10～20毫克)、樟柳碱(1～4毫克)或苯噻啶(0.5～1毫克),每日3次。也可服用麦角胺丁醇酰胺首剂0.5毫克,逐渐增加为1～2毫克,每日2次,不超过6个月,禁忌证同麦角胺、樟柳碱、苯噻啶。

应用该类药物的目的主要是减轻或消除头痛之苦。因为该药能与脑内的阿片受体相结合,兴奋脑内抗痛系统,提高痛阈,从而呈现镇痛效果。常用的药物有阿司匹林、索密痛片、罗通定、复方对乙酰氨基酚(散利痛)和卡马西平。

(2)其他药物治疗

①血管收缩药。麦角胺是一种强有力的血管收缩药,

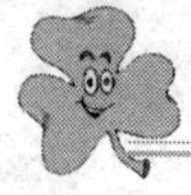

适用于偏头痛先兆期的预防，如麦角胺咖啡因用于头痛发作前。

②镁制剂。镁离子能降低中枢神经系统的兴奋性、阻断交感神经节、松弛血管平滑肌、扩张血管。可用33%硫酸镁15毫升，每日3次口服。

③钙离子拮抗药。这类药物的主要作用机制是阻滞钙离子慢通道，抑制血小板释放血清素和血栓素 A_2，持久地抑制血管收缩性物质而扩张血管，从而改善血管的舒缩功能。这类药物有硝苯地平、吲哚洛尔、尼莫的平、桂利嗪和氟桂利嗪。

④抗焦虑及镇静药。这类药物能减轻患者的精神紧张和焦虑不安，抑制中枢的兴奋性，如地西泮、氯美扎酮（芬那露）、多塞平和氯氮䓬等。

其他药物还有硫必利、昆明神衰果素片、复方丹参片、吲哚美辛等，也可取得一定疗效。葛根片、川芎注射液、活血化瘀中药、静脉注射0.5%普鲁卡因（每次10毫升，共20～30次）等，也均有一定的疗效。对病程较长、发作频繁、药物治疗无效和颞动脉扩张明显的严重患者，也可酌情试行颞浅动脉结扎手术。

15. 如何治疗高血压性头痛

中老年人因工作、家庭等问题，常常处在紧张不安的状态之中，致使身心憔悴，体力下降，高血压悄悄袭来而没有

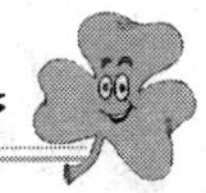

感觉。高血压性头痛表现的类型与年龄有关,如青壮年高血压引起的头痛多类似偏头痛,中老年高血压头痛多为前额、后枕部痛,也可为全头痛,低头或屏气用力可使头痛加重。以下是高血压性头痛的一些特点:①头痛的性质多为沉重的压迫性痛,间歇性钝痛、胀痛及搏动性痛,有时为持续性痛,但头痛程度多不剧烈。②晨醒时头痛较重,起床活动后常能减轻。③常有头晕、眼花、耳鸣、失眠、健忘、易激动等症状。④恶性高血压伴有高血压脑病时,头痛为持续而剧烈的全头痛。总之,头痛与高血压有直接关系,控制血压可缓解头痛。

高血压性头痛多在血压回归正常时消失,故治疗高血压头痛要着眼于高血压的防治。合理膳食、适量运动、戒烟、减少饮酒及保持良好的快乐心态可以预防高血压性头痛,同时要进行定期的健康教育、体检及对高血压危险的评估。

高血压性头痛的一般治疗主要是限制食盐的摄入,每天不超过 6 克,保持清淡饮食,保持理想体重。坚持适合自身条件的有氧运动,如散步、跑步、游泳、太极拳等。消除患者的不安或紧张因素。

在一般治疗的基础上如果血压控制不良则需药物治疗。药物治疗开始时使用药物最小剂量,力争减少不良反应。合理联合用药,因大多数患者需终身服药,因此治疗应力求简便,找出最佳方案。一般先从利尿药开始,可首选噻嗪类利尿药如氢氯噻嗪。但对肾功能减退的患者,噻嗪类利尿药最好不使用,可用呋塞米或依他尼酸,降压效果不好

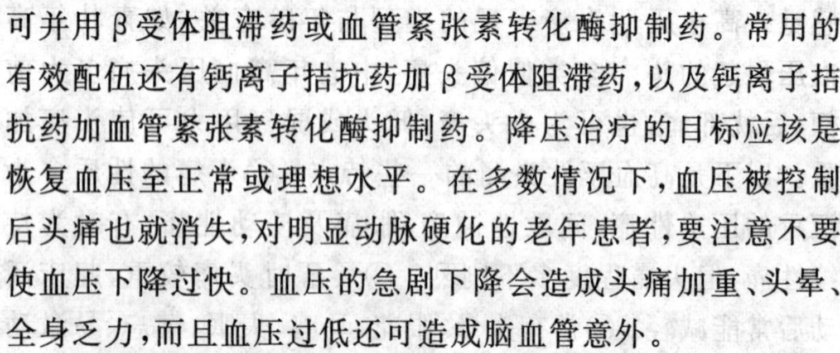

可并用β受体阻滞药或血管紧张素转化酶抑制药。常用的有效配伍还有钙离子拮抗药加β受体阻滞药，以及钙离子拮抗药加血管紧张素转化酶抑制药。降压治疗的目标应该是恢复血压至正常或理想水平。在多数情况下，血压被控制后头痛也就消失，对明显动脉硬化的老年患者，要注意不要使血压下降过快。血压的急剧下降会造成头痛加重、头晕、全身乏力，而且血压过低还可造成脑血管意外。

高血压脑病患者应尽快将血压降至正常或接近正常，制止抽搐，预防严重并发症为原则，应到医院进行急救。

16. 头痛患者如何选用非处方药

非处方药，是相对于处方药的一个名称，是指不用医师诊断和开写处方，消费者依据自己所掌握的医药知识，并借助阅读药品标识物，对小伤小病自我诊疗和选择应用的药品。我国从 2000 年 1 月 1 日起，已开始对药品实行分类管理。国家非处方化学药品中可选用的镇痛药和抗感冒头痛的药较多，头痛患者可根据需要选用。

(1)发作时治疗：不剧烈的头痛可口服乙酰水杨酸类药，如索米痛片，口服，每次 1～2 片(25～50 毫克)，在发作前给药。

(2)剧烈的头痛：发作早期给布洛芬胶囊，每次 2 粒，每日 2～3 次，口服。或布洛芬乳剂(搽剂)，外涂太阳穴，并可配合布洛芬栓，每次 1 粒，每日 1～2 次，塞入肛门。用药后，

偶有消化不良、恶心、皮疹、胃部烧灼感，胃肠道溃疡或出血、血清丙氨酸氨基转移酶升高、支气管痉挛时，应立即停药，去医院就诊。孕妇及哺乳妇女、对阿司匹林或非甾体类药过敏者慎用。哮喘、心功能不全、高血压、血友病及其他出血性疾病、消化性溃疡、肾功能不全者慎用。有鼻息肉综合征、血管性水肿者禁用。

(3)预防性治疗：平时可口服谷维素，每次10毫克，每日3次。开始隐痛时服2片，如30分钟仍不缓解，可再服1～2片，但每日量不超过6片，1周内不超过12片。

17. 头痛时常用的镇痛药有哪些

头痛是由许多原因引起的一种症状，针对不同的病因进行治疗才是控制头痛的最好办法。而不分青红皂白，一有头痛就服止痛片非但不能有效的控制头痛，还会延误病情，造成不良后果。同时，滥用镇痛药还可能给胃、肾、肝等重要脏器带来毒性不良反应，长期用药造成对镇痛药的药物依赖性及耐药性同样是一个不可忽视的问题。因此，头痛患者最好是能在诊断明确的情况下，充分考虑到药物的剂量、疗程、不良反应等各种因素，在专科医师指导下进行服药。下面罗列了一些常见的镇痛药物的不同商品名，供头痛患者用药时参考。

(1)解热镇痛药：①乙酰水杨酸及以其为主要成分的复方制剂(阿司匹林、赖氨酸阿司匹林、巴米尔、拜阿司匹林、复方阿司匹林等）。②对乙酰氨基酚及以其为主要成分的复方制剂（扑热息痛、散利痛、必理通、百服宁、泰诺林、天瑞特、斯耐普、幸福止痛素、速效感冒胶囊、扑感敏片等）。③苯胺类（非那西丁、索米痛片、阿尼利定等）。

（2）消炎镇痛药：①双氯芬酸（双氯灭痛、感冒通、扶他林、英太青、乐可、奥尔芬、奥湿克、凯扶兰、诺福丁等）。②舒林酸（奇诺力、枢力达、炎必灵等）。③布洛芬、芬尼康、普非尼德、雅维、美林等。④吡唑酮（保泰松、瑞培林、泰必治等）。⑤其他如萘丁美酮、美洛昔康（莫可比）、洛索洛芬（乐松）、酮洛芬（欧露维）等。

（3）作用于阿片受体的药物：仅用于一般镇痛药不能控制的剧烈头痛，由于这类药物有较强的药物成瘾性，必须在临床医师严格控制下才能使用。①吗啡（美菲康、美施康定等）。②可待因（路盖克、双克因、尼柯康、联邦止咳露等）。③其他如哌替啶、阿法罗定、美沙酮、布桂嗪、芬太尼、阿芬他尼、二氢埃托菲等。

（4）β受体阻滞药：普萘洛尔、美托洛尔等。

（5）交感神经阻断药：如麦角胺、二甲麦角新碱等。

（6）中枢性镇痛药：如奈福泮、苯噻啶、曲马朵、罗通定等。

（7）镇静药：安定、利眠宁、舒乐安定、安宁、氯丙嗪等。

（8）抗组胺药：非那根、扑尔敏、赛庚啶等。

（9）抗癫痫药：苯妥英钠、卡马西平、丙戊酸钠、氯硝西泮等。

（10）抗抑郁药：阿米替林、多塞平、百忧解、博乐欣、赛

乐特、喜普妙等。

(11)脱水药:甘露醇、山梨醇、甘油果糖等。

(12)利尿药:如呋塞米、乙酰唑胺、氢氯噻嗪等。

(13)钙离子拮抗药:如氟桂利嗪等。

(14)5-羟色胺受体激动药:如英明格等。

18. 头痛患者为什么要注意补充维生素

维生素是人体必需的营养物质,有极其重要的生理使命。而且,维生素还是治疗头痛的良药。由于头痛原因复杂,维生素又是一个“大家族”,每个成员并非万能,所以应找寻原因,有的放矢,才会有最佳效果。

常年坐办公室的人员,因眼睛疲劳而引起头痛者,每天可补充 0.8～1 毫克维生素 A,相当于 1 根胡萝卜或 100 克猪肝的维生素 A 含量。

无论脑力或体力劳动者,因任务重、劳动强度大,疲劳过度而导致头痛,服用维生素 B_1 均有效,可补充 1.2～1.4 毫克维生素 B_1,相当于 200 克瘦肉或 300 克鸡肉。

因人际关系紧张,心情不舒畅而致的抑郁性头痛,可通过补充维生素 B_2 而获得改善。每天补充 15～20 毫克维生素 B_2,相当于 200 克肉或 100 克花生的摄取量。

节假日饮酒过量,引起大脑血管收缩、血液循环不畅而造成头痛者,可服用维生素 B_6,每日 2～3 毫克,相当于 5 根香蕉。

女性月经期头痛，多与人体缺乏维生素 B_{12} 有关，导致神经细胞的保护层变薄，引起神经紧张有关，可每日补充 25 微克维生素 B_{12} 可获得解脱，相当于 500 毫升牛奶。

无论男女老幼，因患感冒而头痛者，不妨每日试用 200～300 毫克维生素 C，相当于吃 4 个柠檬。

冬春季节缺乏日照引起头痛者，需每天补充 5～10 微克维生素 D，相当于 1 茶匙鱼肝油。

由环境污染引起头痛者，可每天补充 12 毫克维生素 E，相当于 2 匙葵花子油。

19. 治疗头痛药物种类及特点

(1)维生素 B_2 治疗偏头痛：比利时和卢森堡的研究人员经过多次研究与实践发现，大剂量补充维生素 B_2 可减少偏头痛发生的频率和持续的时间。研究小组对 98 名轻度至重度偏头痛患者进行了研究，这些患者年龄为 18～65 岁，每个月偏头痛发作 2～8 次。在经过 1 个月的安慰剂治疗后，研究人员将患者随机分配为安慰剂或使用维生素 B_2 每日 400 毫克治疗组，为期 3 个月。结果发现维生素治疗的 28 名患者偏头痛发作率较用安慰剂的那些患者少 37%，在偏头痛持续的每个月平均降低天数 3 天。偏头痛发作程度在偏头痛指数上也被视为是较轻度的。

维生素 B_2 的效果与其他用于预防偏头痛药物（诸如 β-

受体阻滞药和盐酸氟桂利嗪)比较,维生素 B_2 疗效较好,不良反应小,费用低廉。治疗组除一名妇女发生腹泻,另一名患者主诉有多尿症状外,大多数患者对大剂量维生素耐受性较好,很少发生不良反应。对于维生素 B_2 的这种治疗作用,研究者认为可能是该药物提高了细胞线粒体的能量潜能。有关研究也证明,偏头痛发作与间脑细胞的能量的储备量减少有关。

用维生素 B_2 预防治疗偏头痛时,对 1 个月内只出现几次偏头痛发作的中度患者效果最好,大多用药 3 个月后可收到最佳疗效。药物的治疗量一般应掌握在 400 毫克左右或以上,最好在有经验的医师指导下服用。另外,患者也可多摄入一些富含维生素 B_2 的食物,如动物肝脏、心、肾,以及鲫鱼、鸡蛋、牛奶、鲜豆、绿叶蔬菜等。

(2)维生素 K 治疗偏头痛:维生素 K 是机体必需营养素之一,也是临床用于止血的药物之一。此外,它还可以对抗血管平滑肌痉挛,对抗组胺、肾上腺素及乙酰胆碱引起的血管舒缩功能紊乱,从而使得偏头痛症状改善,有效控制其发作。在普通剂量口服时,维生素 K 不良反应极少,适用于各种类型偏头痛的预防,其预防价值明显优于其他治疗偏头痛的药物。

控制偏头痛发作,初期给予维生素 K 4.8 毫克,每日 3 次口服。病情重者,初期给予维生素 K 3.8 毫克,每日 2 次口服。病情改善后用维生素 K 3.4 毫克,每日 3 次口服。预防偏头痛发作,一般于偏头痛发作得以控制后,再继续给予维生素 K 3.4 毫克,每日 3 次口服,维持 3 个月以上,以预防复发。

另外,平时要注意休息,生活要有规律。饮食中多增加一些含维生素K的食物,可起到预防作用。

(3)解热镇痛药治头痛:解热镇痛药为一类具有解热、镇痛药理作用,同时还有显著抗炎、抗风湿作用的药物,因此又称为解热镇痛抗炎药。解热镇痛药的解热作用在于影响散热过程,表现为血管扩张,出汗增加,对产热过程没有什么作用。其作用部位主要在丘脑下部的体温调节中枢。解热镇痛药的镇痛作用在于减弱炎症时所产生的活性物质对末梢化学感受器的刺激。解热镇痛药的消炎抗风湿疗效只能体现在解热镇痛、消炎消肿,抑制急性炎症渗出的过程中,并无病因治疗作用,也不能改变疾病的进程和以后的肉芽增生及瘢痕形成。研究发现,许多解热镇痛药在治疗量的浓度下,即能抑制体内前列腺素的生物合成,因此认为其解热、镇痛和消炎、抗风湿作用,主要就是由于抑制前列腺素的生物合成所致。鉴于其抗炎作用与糖皮质激素不同,从1974年开始,国际上将解热镇痛药归入非甾体类抗炎药。解热镇痛药可用于缓解头痛症状,以及治疗偏头痛。

解热镇痛药主要包括水杨酸类(阿司匹林和赖氨酸阿司匹林),苯胺类(非那西丁、对乙酰氨基酚),吲哚衍生物(吲哚美辛、舒林酸),丙酸类(萘普生、布洛芬、非诺洛芬、酮布芬、氟苯布洛芬),选择性环氧化酶-2抑制药(美洛昔康、塞来昔布、尼美舒利)和抗炎药(保泰松、双氯芬酸)这6类。

解热镇痛药是临床常用的药物之一。一般治疗剂量时,常用解热镇痛药的不良反应较少。然而,滥用或加大剂

量应用，可产生明显的不良反应，如过敏反应，表现为皮疹、荨麻疹、渗出性多形红斑、血管神经性水肿、哮喘等。胃肠道反应主要有胃痛、恶心、呕吐等症状，大剂量可引起糜烂性胃炎、溃疡及出血和隐血等；可有肝损害、肾损害、血液系统的毒性；产生低血糖反应；延缓伤口愈合等。

①阿司匹林治头痛。阿司匹林也叫乙酰水杨酸，是一种历史悠久的解热镇痛药，在体内具有抗血栓的作用，它能抑制血小板的释放反应，抑制血小板的聚集，这与血栓素 A_2 生成的减少有关。可用于治感冒、发热、头痛、牙痛、关节痛、风湿病，还能抑制血小板聚集，用于预防和治疗缺血性心脏病、心绞痛、心肺梗死、脑血栓形成，应用于血管成形术及旁路移植术也有效。

阿司匹林成人口服量为：解热、镇痛，每次 0.3～0.6 克，每日 3 次，必要时每 4 小时 1 次；抗风湿，每日 3～5 克(急性风湿热可用到 7～8 克)，分 4 次口服；抑制血小板聚集尚无明确用量，多数主张应用小剂量，如 50～150 毫克，每 24 小时 1 次；治疗胆管蛔虫病，每次 1 克，每日 2～3 次，连用 2～3 日。阵发性绞痛停止 24 小时后停用，然后进行驱虫治疗。

阿司匹林小儿口服量为：解热、镇痛，每日按体表面积 1.5 克/平方米，分 4～6 次口服，或每次按体重 5～10 毫克/千克，或每次每岁 60 毫克，必要时 4～6 小时 1 次；抗风湿，每日按体重 80～100 毫克/千克，分 3～4 次服，如 1～2 周未获疗效，可根据血药浓度调整用量。有些病例需增至每日按体重 130 毫克/千克。

小儿用于皮肤黏膜淋巴结综合征(川崎病),开始每日按体重 80～100 毫克/千克,分 3～4 次服,热退 2～3 天后改为每日按体重 30 毫克/千克,分 2～4 次服,连服 2 月或更久,血小板增多、血液呈高凝状态期间,每日按体重 5～10 毫克/千克,1 次顿服。研究发现,如果孩子在患病毒感染性疾病时服用了阿司匹林,患瑞氏综合征的可能性更高。所以有人建议不要给孩子或任何不到 19 岁的人服阿司匹林。要常备对乙酰氨基酚或布洛芬来缓解疼痛和发热。

阿司匹林应与食物同服或用水冲服,以减少对胃肠的刺激。阿司匹林和酒不能同时服用。酒的主要成分酒精在肝脏乙醇脱氢酶作用下变成乙醛,再在乙醛脱氢酶作用下变成乙酸,进而生成二氧化碳和水。阿司匹林会降低乙醛脱氢酶活性,阻止乙醛氧化为乙酸,导致体内乙醛堆积,使全身疼痛症状加重,并导致肝损伤。

②赖氨酸阿司匹林治头痛。赖氨酸阿司匹林又名赖氨酸乙酰水杨酸、赖氨匹林、阿司匹林赖氨酸,是阿司匹林和赖氨酸复盐,作用和作用机制与阿司匹林相同,其特点是易溶于水,故适用肌内注射或静脉注射,起效快,血浓度高,不良反应小。静脉注射赖氨酸阿司匹林后立即代谢为水杨酸,60 分钟后疼痛缓解最明显,并保持 90 分钟不变。肌内注射后血浆浓度约为口服的 1.8 倍。主要用于治疗多种原因引起的发热和疼痛,疗效较好,如上呼吸道感染引起的发热、术后疼痛、癌性疼痛、风湿痛、关节痛及神经痛等。

赖氨酸阿司匹林注射液的规格为每瓶 0.9 克(相当于阿司匹林 0.5 克),或每瓶 0.5 克(相当于阿司匹林 0.28 克)。

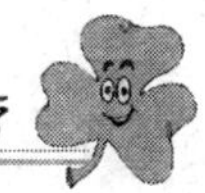

成人肌内注射或静脉注射每次 0.9～1.8 克，每日 2 次；儿童每日每千克体重用药 10～25 毫克，以 4 毫升注射用水或等渗盐水溶解后注射。

赖氨酸阿司匹林偶有轻微胃肠反应（如胃部不适、恶心、呕吐）及出汗等。对乙酰水杨酸过敏者禁用。

③对乙酰氨基酚治头痛：对乙酰氨基酚又名扑热息痛、乙酰胺、对乙酰氨基酚，是最常用的非抗炎解热镇痛药，解热作用与阿司匹林相似，镇痛作用较弱，无抗炎抗风湿作用，是乙酰苯胺类药物中最好的品种。对乙酰氨基酚是非那西丁在体内的代谢产生，其抑制中枢神经系统前列腺素合成的作用与阿司匹林相似，但抑制外周前列腺素合成作用弱，故解热镇痛作用强，抗风湿作用弱，对血小板凝血机制无影响。口服吸收迅速、完全，在体液内分布均匀，大部分在肝脏代谢，中间代谢产物对肝脏有毒，以葡萄糖醛酸结合物形式或从肾脏排泄，半衰期一般为 1～4 小时。用于感冒发热、关节痛、神经痛、偏头痛、癌痛及手术后止痛等，特别适合于不能应用羧酸类药物的患者。

对乙酰氨基酚的片剂规格为每片 0.16 克、0.3 克、0.5 克。小儿用泡腾冲剂的规格为每包 100 毫克，成人用泡腾冲剂的规格为每包 500 毫克。成人口服常用量为每次 0.3～0.6 克，每 4 小时 1 次或每日 4 次。每日量不宜超过 2 克，疗程为退热一般不超过 3 天，镇痛不宜超过 10 天。小儿口服常用量按每千克体重每次 10～15 毫克，每 4～6 小时 1 次。12 岁以下小儿每 24 小时不超过 5 次量，疗程不超过 5 天。

对乙酰氨基酚的不良反应主要为胃肠道反应。口服对胃黏膜有直接刺激作用，可引起上腹部不适、消化不良、厌食、胃痛、恶心、呕吐等症状，个别患者可引起便秘。大剂量时可引起糜烂性胃炎、溃疡及出血和大便隐血。

④对乙酰氨基酚复方制剂治头痛：对乙酰氨基酚复方制剂是以对乙酰氨基酚为主，可含有咖啡因、阿司匹林、异丙安替比林、氢溴酸右美沙芬、盐酸伪麻黄碱、马来酸氯苯那敏（或盐酸苯海拉明），其药理作用相同者只能选用其中一种。本复方制剂适用于解热，减轻伤风、感冒、头痛、咳嗽、流涕、鼻塞等症状。

非处方药限定剂型为片剂、咀嚼片、颗粒剂、胶囊剂、糖浆剂、口服溶液剂、滴剂。

用法与用量：复方对乙酰氨基酚片：片剂，每片含对乙酰氨基酚 0.126 克、阿司匹林 30 毫克、咖啡因 30 毫克。复方对乙酰氨基酚（散利痛）片：片剂，每片含对乙酰氨基酚 0.25 克、异丙安替比林 0.15 克、咖啡因 50 毫克。成人每次口服 1～2 片，6 岁以上儿童每次服用 0.5～1 片，24 小时内可服 3 次。药片可以用水或饮料送服。酚咖片：片剂，每片含对乙酰氨基酚 0.5 克、咖啡因 65 毫克。此外，还可选用日夜百服宁、祺尔百服宁、加合百服宁、菲斯特、泰诺、泰诺林、康利诺、白加黑、可利得、银得菲、康得、帕拉辛。

对本复方制剂中任何一种成分过敏者，应禁用含有此成分的复方制剂。儿童及 70 岁以上老年人应酌情减量。复方制剂中如含有盐酸伪麻黄碱等成分，孕妇、老年人，以及心脏病、高血压、甲亢、青光眼、肺气肿、精神抑郁等患者不宜服用。复方制剂中如含有马来酸氯苯那敏或盐酸苯海拉

明时，驾驶员及操作机械者应注意避免服用。对乙酰氨基酚复方制剂可有轻度头晕、嗜睡、恶心、乏力及上腹部不适。对乙酰氨基酚复方制剂避免与单胺氧化酶制剂、抗抑郁药、降压药、酒精合用。

(4)罗通定片治头痛：罗通定片为镇痛药，为非麻醉性镇痛药，具有镇痛、镇静、催眠及安定作用，镇痛作用较一般解热镇痛药强，服药后 10 分钟出现镇痛作用，并可维持 2～5 小时。对胃肠道系统引起的钝痛有良好的止痛效果；对外伤等剧痛效果差；对于月经痛也有效，对于失眠，尤其是因疼痛引起的失眠更为适宜，醒后无后遗效应。适用于头痛、月经痛及助眠等。

片剂，每片 30 毫克，或 60 毫克。

用法与用量：口服。镇痛，成人每次 60～120 毫克，每日 3～4 次；助眠，成人每次 30～90 毫克，睡前服。

罗通定片为对症治疗药，用于止痛不得超过 5 天，症状未缓解请咨询医师或药师。长期服用罗通定片可致耐受性。孕妇慎用。当药品性状发生改变时禁用。如服用过量或发生严重不良反应时应立即就医。儿童必须在成人监护下使用。用于镇痛时可出现嗜睡，偶见眩晕、乏力、恶心和锥体外系症状。与其他中枢抑制药同服，可引起嗜睡及呼吸抑制现象。

(5)双扑伪麻片治头痛：双扑伪麻片为感冒用药，其中对乙酰氨基酚能抑制前列腺素的合成，具有解热镇痛的作用；盐酸伪麻黄碱具有收缩上呼吸道毛细血管作用，消除鼻咽部黏膜充血，减轻鼻塞症状；氯苯那敏系抗组胺药，具有

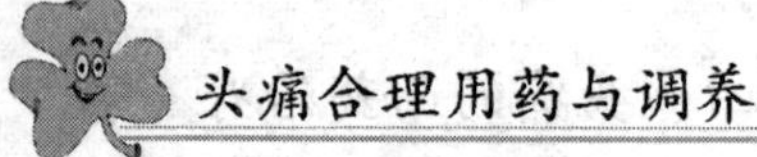

较强抗组胺及镇静作用，能进一步减轻由感冒引起的鼻塞、流涕等症状；适用于普通感冒及流行性感冒引起的发热、头痛、关节痛、喷嚏、流鼻涕、鼻塞症状。

双扑伪麻片每片含对乙酰氨基酚325毫克、盐酸伪麻黄碱30毫克、马来酸氯苯那敏2毫克。另有颗粒剂。

用法与用量：口服。成人每次1片，每日3次。

双扑伪麻片每日剂量不得超过4片，疗程不超过3～7天。症状未改善请咨询医师或药师。对双扑伪麻片中任一组分过敏者禁用。服用双扑伪麻片期间禁止饮酒。不能同时服用含有与双扑伪麻片成分相似的其他抗感冒药。当双扑伪麻片性状发生改变时禁用。老年心脏病、高血压、甲状腺疾病、糖尿病、前列腺肥大等患者使用双扑伪麻片前请咨询医师或药师。驾驶机动车、操作机器及高空作业者工作时间禁用。孕妇及哺乳期妇女慎用；肝、肾功能不全者慎用。服用过量或有严重反应时请即去医院就医。儿童用量请咨询医师或药师。常见不良反应为头晕、困倦、口干、恶心、多汗、皮疹等。与其他解热镇痛药同用，可增加肾毒性的危险。双扑伪麻片不宜与氯霉素、巴比妥类、解痉药、酚妥拉明、洋地黄苷类并用。

(6)双扑口服液治头痛：双扑口服液为感冒用药，对乙酰氨基酚为前列腺素合成酶抑制剂，具有解热镇痛作用；咖啡因为中枢兴奋药，能收缩脑血管、减轻其搏动的幅度，可增加对乙酰氨基酚的解热镇痛效果；马来酸氯苯那敏为抗组胺药，能减轻由感冒引起的流涕、打喷嚏等症状；人工牛黄具有解热、解痉作用。上述诸药制成复方，具有解热、镇

痛、解除或改善感冒或流感所致各种症状的作用。适用于缓解感冒或流感引起的发热、头痛、全身疼痛、鼻塞、咽痛、流涕、打喷嚏等。

双扑口服液每10毫升含对乙酰氨基酚125毫克、咖啡因7.5毫克、马来酸氯苯那敏1.5毫克、人工牛黄5毫克、维生素C 20毫克。

用法与用量：口服，每日3次。1岁以下，每次1/3支；1～4岁每次1/2支；5～9岁每次1支；10岁以上每次1.5～2支。

对双扑口服液成分过敏者禁用。服用3天，症状未缓解，请咨询医师。驾驶机动车、操作机器及高空作业者工作时间禁用。肝肾功能不全者慎用。不能同时服用含有与双扑口服液成分相似的其他抗感冒药。当双扑口服液性状发生改变时禁用。如服用过量或发生严重不良反应时应立即就医。儿童必须在成人监护下使用。偶有轻微的嗜睡现象，停药后即消失。双扑口服液不应与巴比妥类、解痉药类（如颠茄）同服。长期应用双扑口服液特别是与其他解热镇痛药并用有增加肾毒性的危险。

(7)双分伪麻片治头痛：双分伪麻片为解热镇痛药，本复方中对乙酰氨基酚能抑制前列腺素合成，具有解热镇痛作用，盐酸伪麻黄碱能选择性收缩上呼吸道血管，消除鼻黏膜充血，减轻鼻塞，流涕，氢溴酸右美沙芬能抑制咳嗽中枢而产生镇咳作用，3种药品组成复方，能解热镇痛，减轻鼻塞、流涕及镇咳。可消除和减轻感冒及流感引起的发热、头痛、四肢酸痛、喷嚏、流涕、鼻塞、咳嗽咽痛等症状。

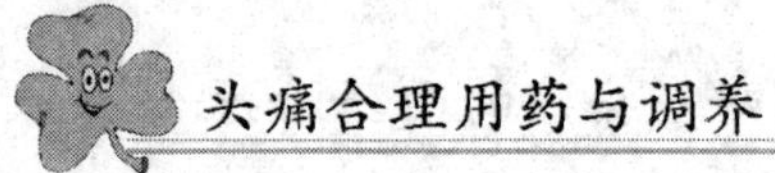

双分伪麻片每片含对乙酰氨基酚500毫克、氢溴酸右美沙芬15毫克和盐酸伪麻黄碱30毫克。另有胶囊剂。

用法与用量：口服。成人和12岁以上的儿童每6小时服药1次，每次1片。

双分伪麻片一日剂量不得超过4片，疗程不超过3～7天。症状未改善请咨询医师或药师。对双分伪麻片中任一成分过敏者禁用。服用双分伪麻片期间禁止饮酒。不能同时服用含有与双分伪麻片成分相似的其他抗感冒药。当双分伪麻片性状发生改变时禁用。老年心脏病、高血压、甲状腺疾病、糖尿病、前列腺肥大等患者使用双分伪麻片前请咨询医师或药师。孕妇及哺乳期妇女慎用，肝、肾功能不全者慎用。服用过量或有严重反应时请即去医院就医。儿童用量请咨询医师或药师。请将双分伪麻片放在儿童不能接触的地方。有时有轻度头晕、乏力、恶心、上腹不适、口干和食欲缺乏等，可自行恢复。与其他解热镇痛药同用，可增加肾毒性的危险。双分伪麻片不宜与氯霉素、巴比妥类、解痉药、酚妥拉明、洋地黄苷类同用。

(8)美扑伪麻口服液治头痛：美扑伪麻口服液为感冒用药，其中对乙酰氨基酚能抑制前列腺素合成，具有解热镇痛作用；盐酸伪麻黄碱能选择性收缩上呼吸道血管，消除鼻黏膜充血，减轻鼻塞，流涕；氢溴酸右美沙芬能抑制咳嗽中枢而产生镇咳作用；马来酸氯苯那敏为抗组胺药，可消除或减轻因感冒引起的流泪、流涕、喷嚏等过敏症状。适用于小儿，可减轻普通感冒和流行性感冒引起的发热、头痛、四肢酸痛、喷嚏、流涕、鼻塞、咳嗽咽痛等症状。

美扑伪麻口服液每毫升含对乙酰氨基酚 32 毫克、氢溴酸右美沙芬 1 毫克、盐酸伪麻黄碱 3 毫克和马来酸氯苯那敏 0.2 毫克。另有片剂。

用法与用量：口服。2～3 岁（体重 12～14 千克）儿童每次用量为 2.5～3.5 毫升；4～6 岁（体重 16～20 千克）儿童每次用量为 4～5.5 毫升；7～9 岁（体重 22～26 千克）儿童每次用量为 6 毫升；10～12 岁（体重 28～32 千克）儿童每次用量为 8 毫升。若症状不缓解，可间隔 4～6 小时重复用药 1 次，24 小时不超过 4 次。

1 岁以内小儿请在医师指导下使用。服药 3 天后持续发热，请咨询医师。对美扑伪麻口服液过敏及对其他解热镇痛药过敏者禁用。当美扑伪麻口服液性状发生改变时禁用。服用过量或有严重反应时，请即去医院就医。儿童必须在成人的监护下使用。有时有轻度头晕、乏力、恶心、上腹不适、口干和食欲缺乏等，可自行恢复。美扑伪麻口服液与其他解热镇痛药同用，可增加肾毒性的危险。美扑伪麻口服液不宜与氯霉素、巴比妥类、解痉药、酚妥拉明、洋地黄苷类并用。

（9）美息伪麻片治头痛：美息伪麻片为感冒用药类非处方药。其中对乙酰氨基酚抑制前列腺素的合成而产生解热镇痛作用；盐酸伪麻黄碱能收缩上呼吸道毛细血管，消除鼻咽部黏膜充血，减轻鼻塞、流涕、打喷嚏等症状；氢溴酸右美沙芬能抑制咳嗽中枢而起止咳作用；盐酸苯海拉明为抗组胺药，具有抗过敏及镇静作用。适用于治疗和减轻普通感冒或流行性感冒引起的发热、头痛、四肢酸痛、喷嚏、流鼻涕、鼻塞、咳嗽等。

美息伪麻片每片含对乙酰氨基酚 325 毫克、盐酸伪麻黄碱 30 毫克、氢溴酸右美沙芬 15 毫克和盐酸苯海拉明 25 毫克。

用法与用量：口服。成人和 12 岁以上儿童及老年人，夜晚或临睡前服用 1 片。

美息伪麻片每日剂量不得超过 4 片，疗程不超过 3～7 天，症状未改善请咨询医师或药师。对美息伪麻片中任一组分过敏者禁用。服用美息伪麻片期间禁止饮酒。不能同时服用含有与美息伪麻片成分相似的其他抗感冒药。当美息伪麻片性状发生改变时禁用。老年心脏病、高血压、甲状腺疾病、糖尿病、前列腺肥大等患者使用美息伪麻片前，请咨询医师或药师。驾驶机动车、操作机器及高空作业者工作时间禁用。孕妇及哺乳期妇女慎用；肝、肾功能不全者慎用。有时有轻度头晕、乏力、恶心、上腹不适、口干、和食欲缺乏等，可自行恢复。美息伪麻片与其他解热镇痛药同用，可增加肾毒性的危险。不宜与氯霉素、巴比妥类、解痉药、酚妥拉明、洋地黄苷类并用。

(10)氨酚伪麻片治头痛：氨酚伪麻片为感冒用药，其中对乙酰氨基酚能抑制前列腺素的合成，从而产生解热和镇痛作用；盐酸伪麻黄碱为拟肾上腺素药，具有收缩上呼吸道毛细血管的作用，可消除其黏膜肿胀，减轻鼻塞及流涕。二者并用发挥解热镇痛及缓解感冒时鼻塞流涕等症状。适用于普通感冒或流行性感冒引起的发热、头痛或四肢酸痛，鼻塞，流鼻涕，打喷嚏症状。

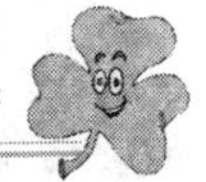

氨酚伪麻片每片含对乙酰氨基酚325毫克、盐酸伪麻黄碱30毫克。另有胶囊剂。

用法与用量：口服。每次1片，每日3次。

氨酚伪麻片每日剂量不得超过4片，疗程不超过3～7天，症状未改善，请咨询医师或药师。对氨酚伪麻片中任一组分过敏者禁用。服用氨酚伪麻片期间禁止饮酒。不能同时服用含有与氨酚伪麻片成分相似的其他抗感冒药。当氨酚伪麻片性状发生改变时禁用。老年心脏病、高血压、甲状腺疾病、糖尿病、前列腺肥大等患者使用氨酚伪麻片前，请咨询医师或药师。孕妇及哺乳期妇女慎用；肝、肾功能不全者慎用。服用过量或有严重反应时请即就医。较少引起不良反应，偶有口干，胃部不适，失眠，心悸等症状，停药后可自行恢复。与其他解热镇痛药并用，有增加肾毒性的危险。氨酚伪麻片不宜与氯霉素、巴比妥类（如苯巴比妥）、解痉药（如颠茄）、酚妥拉明、洋地黄苷类并用。

(11)其他治头痛的非处方化学药品

氨酚美伪麻片：每片含对乙酰氨基酚325毫克，盐酸伪麻黄碱30毫克，氢溴酸右美沙芬15毫克。口服。成人每6小时1片，24小时不超过4片。

氨酚伪麻那敏片：片剂，每片含对乙酰氨基酚500毫克，盐酸伪麻黄碱30毫克，马来酸氯苯那敏2毫克。口服。成人每次1片，每日3次。每日不超过4片。

氨酚伪麻那敏溶液：溶液剂，每毫升含对乙酰氨基酚32.5毫克、盐酸伪麻黄碱3毫克、马来酸氯苯那敏0.2毫克。口服。成人每次10毫升，4～6小时1次。

氨咖愈敏溶液:每10毫升含对乙酰氨基酚0.12克、马来酸氯苯那敏1.125毫克、咖啡因18.75毫克、愈创甘油醚37.5毫克。口服。成人每次10～20毫升,每日3次;2～3岁儿童每次4～5毫升,4～6岁1次5～7毫升,7～9岁1次7～9毫升,10～12岁1次9～10毫升,每日3次。

酚明伪麻片:片剂,日用片每片含对乙酰氨基酚500毫克、盐酸伪麻黄碱30毫克。夜用片每片含对乙酰氨基酚500毫克、盐酸伪麻黄碱30毫克、盐酸苯海拉明25毫克。白天服用日服片,每次1片,每日2次。晚上(睡前)服用夜服片,每日1次,每次1片。

酚咖片:片剂,每片含对乙酰氨基酚250毫克和咖啡因32.5毫克。口服,成人每次2片,若持续高热、疼痛,可间隔4～6小时重复用药。

布洛伪麻颗粒剂:颗粒剂,每包含布洛芬200毫克,盐酸伪麻黄碱30毫克。口服。成人每次1包,每日3次。

布洛伪麻片:片剂,每片含布洛芬200毫克、盐酸伪麻黄碱30毫克。口服,成人每次1片,每日3次。

布洛伪麻胶囊:胶囊剂,每粒含布洛芬200毫克、盐酸伪麻黄碱30毫克。口服,成人每次1粒,每日3次。

复方氨酚烷胺胶囊:胶囊剂,每粒含对乙酰氨基酚0.25克、盐酸金刚烷胺0.1克、马来酸氯苯那敏2毫克、人工牛黄0.01克、咖啡因0.015克。口服,成人每次1粒,每日2次。

复方氨酚葡锌片:片剂,每片含对乙酰氨基酚50毫克、葡萄糖酸锌35毫克、盐酸二氧丙嗪0.5毫克、板蓝根浸膏粉125毫克。口服,成人每次4片,每日3次。

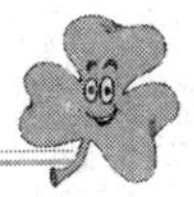

复方锌布颗粒剂:每片含葡萄糖酸锌100毫克、布洛芬50毫克、马来酸氯苯那敏2毫克。口服。成人每次2包,每日3次。小儿6～14岁每次1包,每日3次;3～5岁每次1/2包,每日3次;3岁以下酌减。

水杨酯片:片剂,每片0.3克。口服,成人每次0.3～0.6克,每日2～3次。

萘普生片:片剂,0.1克、0.125克、0.25克或0.275克(相当于萘普生0.25克)。口服,首次0.5克,以后每次0.25克,必要时每6～8小时1次。

萘普生栓:栓剂,每栓0.25克。直肠给药,1次1枚,必要时可6～8小时重复用药1次。

萘普生胶囊:胶囊剂,每粒0.125克、0.2克、0.25克。口服,首次0.5克,以后每次0.25克,必要时每6～8小时1次。

萘普生缓释片:片剂,每片0.5克。口服,成人每次0.5克,每日1次。整片吞服,不得咀嚼。

萘普生缓释胶囊:胶囊剂,每粒0.25克。口服,成人每次0.5克,每日1次。

萘普生颗粒:每袋装10克,含萘普生0.25克。口服,首次0.5克,以后每次0.25克,必要时每6～8小时1次。

(12)非那西丁能治头痛:非那西丁又名非那西汀,为乙酰苯胺类解热镇痛药。适用于发热、头痛、神经痛而与其他药物配成复方制剂,用于治疗发热头痛,神经痛等。非那西丁的解热作用强于镇痛作用。药效强度与阿司匹林相当,作用徐缓而持久,毒性较低。研究表明,非那西丁及其代谢

产物对乙酰氨基酚均有解热作用。因为用酶抑制剂使非那西丁不能转化为对乙酰氨基酚时，仍可表现出明显的解热作用，故给非那西丁后出现的解热作用不仅仅由其活性产物对乙酰氨基酚所产生。非那西丁的轻度镇痛作用，一般能维持3～4小时；与水杨酸类合用的协同作用，使镇痛效果增强。临床上主要用于小动物的解热镇痛。非那西丁也是复方阿司匹林片剂的组分之一。

非那西丁发明于1887年，主要作为镇痛药使用。通常每日300～500毫克的剂量便达到镇痛效果。它亦有退热作用。但长期服用非那西丁会损害肾脏，甚至诱发癌症。其他可能的不良反应包括发绀反应及溶血性贫血。由于非那西丁的潜在不良反应大，又有其他更安全及同样有效的药物可以替代，所以许多国家已经禁售非那西丁。我国已经开始淘汰一些含非那西丁的药品，但并未完全禁止使用。

(13)尼麦角林治头痛：尼麦角林又名凯尔，富路通，麦角溴烟酯，脑通，尼什枸宁，尼先获宁，瑟迷恩，恩尔明，卫达抑血凝，抑血凝等。具有较强的血管扩张作用，能增加脑血流量，加强脑细胞的能量代谢，增加血氧及葡萄糖的利用，改善脑功能障碍。还有抗血小板聚集的作用。适用于急性或慢性脑血管障碍或脑代谢功能不良。慢性脑部功能不全引起的行动不便、语言障碍、耳鸣、头晕目眩、视力障碍、感觉迟钝、头痛、失眠、记忆力减退、注意力不集中、精神忧郁、不安、激动及老年期痴呆。

尼麦角林片为粉红色片，规格为每片含尼麦角林10毫克。针剂为白色冻干块状物，规格为每支含尼麦角林4毫

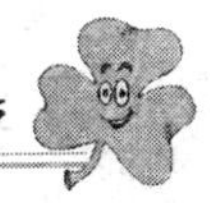

克。治疗头痛时可选用口服尼麦角林片1～2片，每日3次。在医院治疗时可选用注射粉剂2～4毫克，肌内注射或静脉滴注，每日1～2次。

尼麦角林的不良反应为轻微胃肠道不适，潮红，嗜睡，失眠。药物可加强抗高血压药的作用。用药8周以上，血尿素氮和总胆固醇可出现轻微改变，偶见尿频、口裂。急性出血、低血压、孕妇、严重心动过速和近期发生心肌梗死患者禁用。摄入大剂量的尼麦角林可能引起血压的暂时下降。一般不需治疗，平卧休息几分钟即可。罕见的病例有大脑与心脏供血不足，建议在持续的血压监测下，给予拟交感神经药。

(14)哌唑嗪治高血压头痛：哌唑嗪为选择性突触后 α_1 受体阻滞药，能同时扩张阻力血管和容量血管。对突触前 α_2 受体无明显作用，故不引起反射性心动过速及肾素分泌增加等作用。哌唑嗪能同时降低心脏前、后负荷，这是用于治疗顽固性充血性心力衰竭的药理基础。哌唑嗪对血脂代谢有良好影响，能降低低密度脂蛋白胆固醇和增加高密度脂蛋白胆固醇，对尿酸、血钾及糖代谢无不良作用，对哮喘发作有轻度缓解作用。用哌唑嗪治头痛时，主要用于轻、中度高血压引起的头痛，麦角胺过量的治疗。

盐酸哌唑嗪片的性状为白色片，规格为每片含盐酸哌唑嗪1毫克。治疗轻、中度高血压引起的头痛，初量每次0.5毫克，每日3次，4～6天后可每日递增0.5～1毫克，视反应可渐增每次1～2毫克，每日3～4次；充血性心衰，初量每日0.5毫克，渐增至每日4毫克，分2～3次用药。常用维持量每日 4～20 毫克，分 3 次服。

(15)桂利嗪治高血压头痛：桂利嗪又称桂利嗪，为钙离子拮抗药类周围血管扩张药，能直接作用于血管平滑肌而使血管扩张，能显著地改善循环。而且对各种血管收缩物质有拮抗作用，能缓解血管痉挛，同时有预防血管脆化的作用。临床适用于各种脑血管疾病恢复期、脑外伤后遗症、脑动脉硬化、脑供血不足、血管性头痛、末梢循环不良性疾病、内耳性眩晕等造成的头痛、头晕。对脑缺血性偏头痛亦有一定的疗效。

桂利嗪片为医保处方药，规格为每片 25 毫克。注射液每支桂利嗪 20 毫克。成人口服时每次 1～2 片，每日 3 次；静脉注射时每次 20～40 毫克，缓慢注入。

使用桂利嗪后，疲惫症状逐步加重者应当减量或停药。严格控制药物应用剂量，当应用维持剂量达不到治疗效果或长期应用出现锥体外系症状时，应当减量或停服药。患有帕金森病等锥体外系疾病时，应当慎用桂利嗪。驾驶员和机械操作者慎用，以免发生意外。由于桂利嗪可随乳汁分泌。虽然尚无致畸和对胚胎发育有影响的研究报告，原则上孕妇和哺乳期妇女不用此药。

桂利嗪的不良反应常见嗜睡、疲惫，某些患者可出现体重增加(一般为一过性)。长期服用偶见抑郁和锥体外系反应，如运动徐缓、强直、静坐不能、口干、肌肉疼痛及皮疹。对桂利嗪有过敏史，或有抑郁症病史的患者禁用此药。

桂利嗪与酒精、催眠药或镇静药合用时，可加重镇静作用；与苯妥英钠、卡马西平联合应用时，可以降低桂利嗪的

血药浓度;桂利嗪与抗氧化剂如虾青素联合应用时,对脑血栓形成、脑栓塞、脑动脉硬化、脑出血恢复期、蛛网膜下隙出血恢复期、脑外伤后遗症、内耳眩晕症、冠状动脉硬化及由于末梢循环不良引起的疾病等有促进康复作用,减少细胞损伤。

(16)氟桂利嗪治偏头痛:氟桂利嗪是一种钙通道阻断药;能防止因缺血等原因导致的细胞内病理性钙超载而造成的细胞损害。氟桂利嗪具有:①缓解血管痉挛,对血管收缩物质引起的持续性血管痉挛有持久的抑制作用,尤其对基底动脉和颈内动脉明显,其作用比桂利嗪强 15 倍。②前庭抑制作用,能增加耳蜗小动脉血流量,改善前庭器官循环。③抗癫痫作用,氟桂利嗪可阻断神经细胞的病理性钙超载而防止阵发性去极化,细胞放电,从而避免癫痫发作。④保护心肌,明显减轻缺血性心肌损害。⑤氟桂利嗪尚有改善肾功能之作用,可用于慢性肾衰竭。另外,氟桂利嗪还有抗组胺作用。主要用于脑供血不足,耳鸣,脑晕,偏头痛等。

盐酸氟桂利嗪片的性状为白色,成人口服每次 6～12 毫克(每次 1～2 片),每日 3 次;7～14 岁儿童减半。

(17)硝苯地平治偏头痛:硝苯地平是第一代钙拮抗药,为抗高血压、防治心绞痛药物,是 20 世纪 80 年代中期世界畅销的药物之一。硝苯地平扩张冠状动脉和周围动脉作用最强,抑制血管痉挛效果显著,临床适用于各种类型的高血压,对顽固性、重度高血压也有较好疗效。由于能降低后负荷,对顽固性充血性心力衰竭亦有良好疗效,宜于长期服用。另外,也适用于患有呼吸道阻塞性疾病的心绞痛患者,其疗效优于β受体阻滞药。由于硝苯地平能治疗雷诺现象，提示了它在治疗某些血管痉挛疾病的价值。有研究表明，硝苯地平能显著减少偏头痛发作的频率和程度。

硝苯地平片每次口服 5～10 毫克,每日 3 次;急用时可舌下含服。对慢性心力衰竭,每 6 小时 20 毫克。咽部喷药:每次 1.5～2 毫克(喷 3～4 下)。

(18)尼莫地平治偏头痛:尼莫地平为双氢吡啶类钙离子拮抗药,容易通过血脑屏障而作用于脑血管及神经细胞。药理特性是选择性扩张脑血管,而无盗血现象,在增加脑血流量的同时不影响脑代谢。用于缺血性脑血管病,偏头痛,轻度蛛网膜下隙出血所致脑血管痉挛,突发性耳聋,轻中度高血压。

尼莫地平的不良反应为偶见面红、头晕、皮肤瘙痒、口唇麻木、皮疹等症状,一般不需停药。

尼莫地平胶囊的规格为每粒含尼莫地平 20 毫克或 30 毫克。

用尼莫地平治偏头痛时,每次口服 40 毫克,每日 3 次,12 周为 1 个疗程。

严重肝功能损坏者禁用尼莫地平。年老体弱,肾功能严重损害,以及严重心血管功能损害的患者禁用尼莫地平。长期服用抗癫痫药苯巴比妥、苯妥英钠或卡马西平能显著降低口服尼莫地平的生物利用度,应避免合用。避免与其他钙离子拮抗药或β受体阻滞药合用。合用 H_2 受体阻滞药西咪替丁和抗癫痫药丙戊酸钠可提高尼莫地平的血浆浓度,应慎用。尼莫地平可加强其他抗高血压药的降压作用。

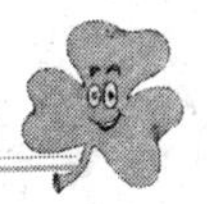

尼莫地与其他作用于心血管的钙离子拮抗药联合应用时可增加其他钙离子拮抗药的效用。

(19)麦角胺治偏头痛:麦角胺是一种肽型生物碱,主要是通过对平滑肌的直接收缩作用,使扩张的颅外动脉收缩,或与激活脉管壁的5-羟色胺能受体有关,使脑动脉血管的过度扩张与搏动恢复正常从而使头痛减轻。临床用于偏头痛,能减轻其症状,无预防和根治作用,只宜头痛发作时短期使用。与咖啡因合用疗效比单用麦角胺好,不良反应也较轻。

酒石酸麦角胺注射液的制剂规格为每支1毫升含麦角胺0.25毫克或0.5毫克。酒石酸麦角胺片的制剂规格为每片0.5毫克或1毫克。皮下注射每次0.25~0.5毫克,每日最大剂量不超过1毫克。早期给药效果好,头痛发作时用药效果差;口服每次1毫克,效果不及皮下注射。

孕妇,以及末梢血管疾病,冠脉供血不足,心绞痛及肝肾疾病者禁用。哺乳期用此药,婴儿可发生胃肠功能紊乱、心血管系统不稳定,甚至发生惊厥。吸烟可加强麦角胺所致的血管痉挛作用。

麦角胺与咖啡因合用有协同作用,可增强麦角胺疗效,减少不良反应。麦角胺与颠茄合剂、苯巴比妥合用,可消除麦角胺所致的恶心、呕吐等不良反应。麦角胺与甲氧氯普胺合用,可增加麦角胺的吸收,提高疗效,两药可常规联用。

(20)双氢麦角碱治头痛:双氢麦角碱又名氢麦角胺、甲磺双麦角胺、甲磺双氢麦角胺、双氢麦角胺甲磺酸盐、二氢麦角胺等,为α受体阻滞药,作用类似麦角碱,对血管运动中

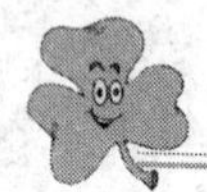

枢的抑制作用比麦角胺强，降低血管紧张度，能缓解脑血管痉挛，并使血压下降，但缩宫作用减弱。用于偏头痛急性发作和血管性头痛、肢端痉挛、带状疱疹和慢性便秘。

双氢麦角碱的制剂规格为每片 1 毫克，注射剂为每支 1 毫升(含双氢麦角碱 1 毫克)。成人每次口服 1～3 毫克，每日 2～3 次；或者肌内注射每次 1～2 毫克，每日 1～2 次。

双氢麦角碱的禁忌证：①对麦角生物碱过敏者。②周围血管病变。③心肌梗死。④未控制的高血压，持续低血压或休克。⑤严重肝、肾功能不全。⑥败血症。⑦同时使用其他血管收缩药或升压药(可引起极度高血压)。⑧24 小时内使用过其他特殊药物如麦角类、美西麦角、5-羟色胺拮抗药(如舒马坦)等。⑨血管外科手术后。⑩孕妇和哺乳期妇女。

(21)抗抑郁药阿米替林治疗头痛：阿米替林又名阿密替林、氨三环庚素、依拉维等，为临床最常用的三环类抗抑郁药。其抗抑郁作用相似于丙米嗪，可使抑郁症患者情绪提高，对思维缓慢、行为迟缓及食欲缺乏等症状能有所改善。一般用药后 7～10 日可产生明显疗效。其镇静作用与抗胆碱作用比丙米嗪强。阿米替林也是治疗肌肉紧张性头痛的首选药物，以及因忧郁、神经性抑郁症及器质性精神病导致的头痛等症。作用特点为抗抑郁作用较强，显效快，镇静作用及抗胆碱作用较丙米嗪强，并具有安定作用和抗组胺作用。

抗抑郁症时，每次 25 毫克，每日 2 次，以后递增至每日 150～300 毫克，维持量每日 50～150 毫克；治疗紧张性头痛时，开始每日 75 毫克，睡前服用，每服 3～4 晚可增加 12.5～

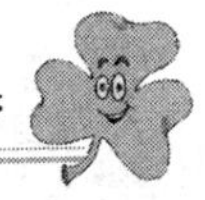

25毫克，可达每日150毫克，分次服用。

使用三环类药时，用量必须注意个体化。宜在饭后服药，以减少胃部刺激。开始服药时常先出现镇静，抗抑郁的疗效需在1～4周才明显。维持治疗时，可每晚1次顿服。但老年、少年与心脏病患者仍宜分服。对易发生头昏、精神萎靡等不良反应者，可在晚间1次顿服，以免影响白天工作。突然停药可产生头痛、恶心与不适，宜采取在1～2个月期间逐渐减少用量的办法。治疗期应定期随访检查：①血细胞计数。②血压。③心脏功能监测。④肝功能测定。

肝肾功能严重不全、前列腺肥大、老年或心血管疾病者慎用。使用期间应监测心电图。阿米替林不得与单胺氧化酶抑制药合用，应在停用单胺氧化酶抑制药14天后，才能使用阿米替林。患者有转向躁狂倾向时应立即停药。用药期间不宜驾驶车辆、操作机械或高空作业。孕妇慎用。哺乳期妇女使用期间应停止哺乳，6岁以下儿童禁用。6岁以上儿童酌情减量。老年患者从小剂量开始，视病情酌减用量。

阿米替林的禁忌证：严重心脏病、近期有心肌梗死发作史、癫痫、青光眼、尿潴留、甲状腺功能亢进、肝功能损害，对三环类药物过敏者。

(22)抗抑郁药氟西汀治疗头痛：氟西汀又为百优解、百忧解，是一种选择性血清再吸收抑制药(SSRI)型的抗抑郁药。氟西汀通过抑制神经突触细胞对神经递质血清素的再吸收以增加细胞外可以与突触后受体结合的血清素水平。而对其他受体，如α-肾上腺素能、β-肾上腺素能、5-羟色胺能、多巴胺能等，氟西汀则几乎没有结合力。在临床上用于

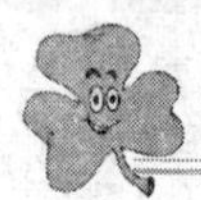

成人抑郁症、强迫症和神经性贪食症的治疗，还用于治疗具有或不具有广场恐惧症的惊恐症。目前被当作一线抗抑郁药物广泛应用于临床。氟西汀还可用于治疗焦虑症状所造成的紧张性头痛。

氟西汀治疗紧张性头痛时，每日 1 次，每次 20 毫克，最大日剂量 80 毫克，早晨服用为宜，而不管进食与否，大多数患者每日用量不需超过 20 毫克。剂量超过每日 20 毫克时，最好分早晨和中午两次服用。不需调整剂量，停药时无须逐渐减量。

氟西汀不良反应：全身或局部过敏，胃肠道功能紊乱(如恶心、呕吐、消化不良、腹泻、吞咽困难等)，心跳加速，厌食，头晕、头痛，睡眠异常，疲乏，精神状态异常，性功能障碍，视觉异常，呼吸困难等。对于正在使用单胺氧化酶抑制药等药物者，应禁用氟西汀。对于肝功能不全者，氟西汀和去甲氟西汀的半衰期分别增至 7 天和 14 天，因此应考虑减少用药剂量或降低用药频率。此外。氟西汀有增加年轻人自杀可能性的风险，也有报道说服用氟西汀可能增强暴力倾向，并可能导致一些患者出现药物性孤独症，但是停用后症状会消失。百忧解是和血浆蛋白结合性非常强的药物，因此用药期间要注意其他与血浆蛋白结合的药物，如华法林。百忧解非常容易把其他与血浆蛋白结合的药物从血浆蛋白上释放出来，从而造成其他药物在血液中浓度升高而中毒。例如，把过多华法林从血浆蛋白上释放出来，造成华法林浓度升高而出血不止，甚至危及生命。

(23)抗抑郁药丙米嗪治疗头痛：丙米嗪能阻滞去甲肾

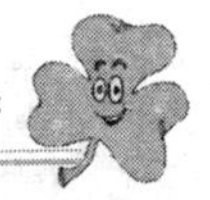

上腺素和5-羟色胺的再摄取，增加突触间隙中去甲肾上腺素和5-羟色胺含量。具有较强的抗抑郁、抗胆碱能作用，镇静作用较弱。主要用于治疗各种抑郁症，尤以情感性障碍抑郁症疗效显著。亦可用于反应性抑郁、抑郁性神经症、小儿遗尿症。也可用于抑郁、焦虑引起的头痛。

丙米嗪成人口服每次12.5～25毫克，每日3次；老年人及衰弱者每日剂量自12.5毫克开始，逐渐增加，每日极量200～300毫克。

丙米嗪的不良反应常见有口干、心动过速、出汗、视物模糊、眩晕，有时出现便秘、失眠、精神错乱、胃肠道反应、荨麻疹、震颤、心肌损害、直立性低血压，偶见白细胞减少。

服用丙米嗪期间忌用升压药。高血压、动脉硬化、青光眼患者慎用。癫痫患者忌用。孕妇忌用。

(24)舒林酸治疗头痛：舒林酸又名奇诺力、枢力达、炎必灵、硫茚酸、舒达宁、甘乐利、天隆达，结构与吲哚美辛相似，是活性极小的前体药，进入人体后代谢为硫化物，具有抑制环氧化酶，减少前列腺素合成的活性，具有消炎、镇痛、解热的作用，对环氧化酶的抑制作用较舒林酸强500倍。舒林酸的抗炎作用为阿司匹林的16倍，吲哚美辛的2倍。镇痛作用是布洛芬的10倍，但解热作用比布洛芬弱。舒林酸的另一个特点是对肾脏的生理性前列腺素抑制不明显，因此对肾血流量和肾功能的影响较小，故更适用于老年人和肾血流量潜在不足者。舒林酸对胃肠道的刺激性也较同类药小。舒林酸可用于骨关节炎、类风湿关节炎、慢性关节炎、肩周炎、颈肩腕综合征、腱鞘炎等，也用于各种原因引起

的疼痛,如痛经、牙痛、外伤和手术后疼痛。还可用于轻、中度癌性疼痛。

舒林酸用于成人镇痛时,首次口服 0.2 克,8 小时后重复。2 岁以上儿童每日按每千克体重 4.5 毫克,分 2 次服,每日每千克体重口服剂量不得超过 6 毫克。

舒林酸的不良反应:①胃肠道。胃肠道反应是最常见的不良反应,但较阿司匹林少且轻,而与布洛芬、萘普生相似。②中枢神经系统。可见头晕、头痛、嗜睡、失眠,但少见。③肾脏。本药虽可用于老年人,但服用后有出现肾病综合征的报道。④其他。极少见耳鸣、水肿、骨髓抑制、急性肾衰竭、心力衰竭、肝损害、胰腺炎、瘙痒、皮疹和 Steven-Johnson 综合征等。

(25)非诺洛芬治疗头痛:非诺洛芬又名苯氧布洛芬、苯氧苯丙酸钙、苯氧布洛芬钙、礼来痛保等,为非甾体类镇痛药,具有良好的解热、镇痛、抗炎、抗风湿作用。其消炎作用较阿司匹林约大 50 倍,相当于保泰松的 10 倍,镇痛作用比硫茚酸更好,耐受性好,不良反应少。有抑制血小板作用。用于治疗骨关节炎、关节强直性脊柱炎、关节炎、痛风、头痛等。

非诺洛芬片剂规格为 300 毫克,或 600 毫克;胶囊剂规格为 300 毫克。成人每次口服 0.3～0.6 克,每日 1～4 次。

非诺洛芬的不良反应:①胃肠道症状最为常见,包括恶心、呕吐,胃烧灼感、便秘、消化不良等。严重者可有胃溃疡、出血和穿孔。②其他有头痛、头晕、困倦、下肢水肿。偶有白细胞、血小板减少,有时肝酶可以一过性升高。③过敏

性皮疹、皮肤瘙痒亦有发生。

(26)酮洛芬治疗头痛:酮洛芬的镇痛、消炎作用机制尚未完全明确,可能是通过抑制前列腺素或其他刺激性递质的合成而在炎症组织局部发挥作用。酮洛芬消炎作用较布洛芬为强,不良反应小,毒性低。口服易自胃肠道吸收。1次给药后,0.5～2小时可达血浆峰浓度,在血中与血浆蛋白结合力极强。用于类风湿关节炎、风湿性关节炎、骨关节炎、关节强直性脊柱炎及痛风、头痛、偏头痛、痛经、牙痛等。

酮洛芬肠溶胶囊剂的规格为每粒胶囊25毫克。成人每次口服酮洛芬25毫克,每日3次。为避免对胃肠道刺激,应饭后服用,整个胶囊吞服。

酮洛芬的不良反应与布洛芬相似且较轻,一般易于耐受。主要为胃肠道反应;少数人出现嗜睡、头痛、心悸等。胃与十二指肠溃疡患者禁用。肠胃病患者慎用酮洛芬。有支气管哮喘病史患者,酮洛芬可能会引起支气管痉挛。并用抗凝血药的患者,应随时监测其凝血酶原时间。孕妇及哺乳期妇女慎用,心功能不全及高血压患者慎用。过量服用可能引起头痛、呕吐、嗜睡、低血压,停药后即可自行消失。

对阿司匹林或其他非甾体类消炎药过敏者,对酮洛芬有交叉过敏反应。对患有哮喘、心功能不全、高血压、血友病及其他出血性疾病、消化道溃疡、肾功能不全者慎用酮洛芬。

服用酮洛芬期间如出现胃肠道出血,肝肾功能损害、视力障碍、血常规异常,以及过敏反应等情况,应立即停药,去医院请医生诊治。

(27)塞来昔布治疗头痛:塞来昔布又名西乐葆,是新一代的化合物,具有独特的作用机制即特异性地抑制环氧化酶-2。炎症刺激可诱导环氧化酶-2生成,因而导致炎性前列腺素类物质的合成和聚积,尤其是前列腺素E_2,引起炎症、水肿和疼痛。塞来昔布可通过抑制环氧化酶-2阻止炎性前列腺素类物质的产生,达到抗炎、镇痛及退热作用。塞来昔布的胃肠道不良反应风险明显低于传统非甾体抗炎镇痛药。主要用于:①缓解骨关节炎的症状和体征。②缓解成人类风湿关节炎的症状和体征。③治疗成人急性疼痛。④缓解强直性脊柱炎的症状和体征。

塞来昔布为处方药,胶囊剂,除活性成分外,尚含有一水乳糖、十二烷基硫酸钠、聚乙烯吡咯烷酮、羟甲纤维素钠和硬脂酸镁。塞来昔布胶囊剂内容物性状为白色粉末,规格为每粒胶囊含塞来昔布200毫克。治疗急性疼痛时,第一天首剂400毫克,必要时可再服200毫克,随后根据需要,每日2次,每次200毫克。

在决定使用塞来昔布前,应仔细考虑塞来昔布和其他治疗选择的潜在利益和风险。长期使用塞来昔布可能增加严重心血管血栓性不良事件、心肌梗死和脑卒中的风险,其风险可能是致命的。非甾体抗炎药,包括塞来昔布可引起严重的可能致命的胃肠道事件,包括胃、小肠或大肠的出血、溃疡和穿孔。为使患者发生胃肠道或心血管不良事件的潜在风险最小化,应尽可能在最短疗程内使用最小有效剂量。

(28)尼美舒利治疗头痛:尼美舒利是一种非甾体类抗

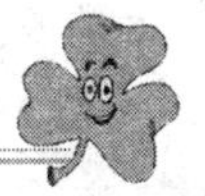

炎药。可选择性抑制环氧化酶-2,所以具有显著的抗炎、镇痛和解热作用。国内外有大量的临床文献资料显示,尼美舒利与布洛芬、对乙酰氨基酚相比较,解热镇痛作用起效更快,不良反应相同,被认为是一个起效快、疗效好、安全性高,具有良好发展前景的非甾体抗炎药。此外,尼美舒利还具有抗过敏和抗组胺作用,因此不会诱发阿司匹林哮喘,可安全用于对阿司匹林过敏的哮喘患者。但是,在儿童发热用药的选择上需慎用尼美舒利,因其对中枢神经和肝脏造成损伤的案例时常出现。我国现已禁止尼美舒利口服制剂用于12岁以下儿童。尼美舒利主要用于风湿痛、头痛、外伤痛,癌症疼痛等。

成人口服尼美舒利每次50～100毫克,每日2次,餐后服用。最大单次剂量不超过100毫克,疗程不能超过15天。建议使用最小的有效剂量、最短的疗程,以减少药品不良反应的发生。

尼美舒利的耐受性良好。不良反应偶有灼烧感、恶心和胃痛发生,但短暂且轻微,很少需要中断治疗,罕见的病例有过敏性皮疹、眩晕的报道。

(29)双氯芬酸治疗头痛:双氯芬酸又名甲氯芬那酸、双氯灭痛、服他灵、阿米雷尔、迪弗纳、奥尔芬、奥湿克、扶他林、凯扶兰、诺福丁、天新力德、英太青。为一种新型的非甾体类化合物,其镇痛、消炎及解热作用比吲哚美辛强2～2.5倍,比阿司匹林强26～50倍。主要作用机制是抑制前列腺素合成酶,使前列腺素生物合成受阻。特点为药效强,不良反应少,剂量小,个体差异小。用于风湿性关节炎、粘连性

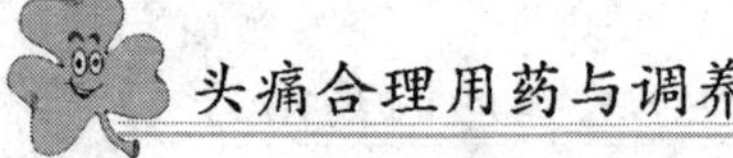

脊椎炎、非炎性关节痛、关节炎、非关节性风湿病、非关节性炎症引起的疼痛，各种神经痛、癌症疼痛、创伤后疼痛及各种炎症所致发热等。

双氯芬酸缓释片制剂规格为 25 毫克，或 50 毫克，或 75 毫克。成人口服双氯芬酸每次 25～50 毫克，每日 3 次。儿童每日每千克体重用药 2～3 毫克，分次服用。

双氯芬酸禁用于胃肠道出血者，妊娠妇女和计划怀孕的妇女。

双氯芬酸的不良反应为胃肠道反应，如腹泻、恶心及腹痛等。其他尚有胃灼热感、厌食、气胀、呕吐、便秘、口炎及胃溃疡，故不宜作为首选药。此外，尚可引起头痛、头昏、皮疹、水肿、荨麻疹、瘙痒、耳鸣、心悸、疲劳、感觉异常、失眠、抑郁、夜尿及味觉紊乱等。

双氯芬酸与阿司匹林及其他非甾体类抗炎药间可能存在交叉过敏性，故对因上述药物引起的支气管痉挛、过敏性鼻炎或荨麻疹的患者不宜使用。孕妇、授乳妇女及儿童不宜用双氯芬酸。双氯芬酸不宜与阿司匹林合用。双氯芬酸可增强华法林的作用，因此合用时应减少华法林的剂量。双氯芬酸因含钠，对限制钠盐摄入量的患者应慎用。

(30)泼尼松治疗丛集性头痛：糖皮质激素主要用于丛集性头痛，以及炎症、免疫性疾病引起的头痛，如用于脑动脉炎(包括炎性脉管炎、系统性红斑狼疮、结节性多动脉炎、闭塞性血栓性脉管炎、颞动脉炎等)引起的头痛。糖皮质激素类药物长期大量应用，能引起人体肾上腺皮质功能减退，如突然停药或减量过快，就可能出现肾上腺皮质功能不全，

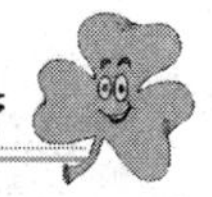

甚至危象，表现为恶心、呕吐、乏力、低血压和休克等症状，严重者可危及生命。医学上将这种因贸然停用某种药物而出现的反常现象，称为停药或撤药综合征。停用激素类药要在医生的指导下逐渐减量，直至停药。

泼尼松具有抗炎及抗过敏作用，能抑制结缔组织的增生，降低毛细血管壁和细胞膜的通透性，减少炎性渗出，并能抑制组胺及其他毒性物质的形成与释放。泼尼松还能促进蛋白质分解转变为糖，减少葡萄糖的利用。因而使血糖及肝糖原都增加，可出现糖尿，同时增加胃液分泌，增进食欲。当严重中毒性感染时，与大量抗菌药物配合使用，可有良好的降温、抗毒、抗炎、抗休克及促进症状缓解作用。其水钠潴留及排钾作用比可的松小，抗炎及抗过敏作用较强，不良反应较少，故比较常用。临床上，泼尼松可用于预防丛集性头痛的发作，治疗神经病变、脑动脉炎等引起的头痛。

泼尼松口服，成人开始每次 5～15 毫克，每日 2～4 次，需要时可增至每日 60 毫克，分次服用。治疗的临床反应很快，剧烈疼痛 48 小时内消失，一旦症状得到控制，该药物应在数周至数月内逐渐减量，但治疗时间过短容易复发。病情稳定后逐渐减量，长期用药者在病情控制后，可采用隔日给药法。维持量每日 5～10 毫克。

泼尼松的不良反应主要有：①静脉迅速给予大剂量可能发生全身性的过敏反应，包括面部、鼻黏膜、眼睑肿胀，荨麻疹，气短，胸闷，喘鸣。②长程用药可引起以下不良反应，如医源性库欣病面容和体态、体重增加、下肢水肿、紫纹、易出血倾向、创口愈合不良、痤疮、月经紊乱、肱或股骨头缺血性坏死、骨质疏松或骨折(包括脊椎压缩性骨折、长骨病理性骨折)、肌无力、肌萎缩、低血钾综合征、胃肠道刺激(恶心、呕吐)、胰腺炎、消化性溃疡或肠穿孔,儿童生长受到抑制、青光眼、白内障、良性颅内压升高综合征、糖耐量减退和糖尿病加重。

(31)地塞米松治疗丛集性头痛:地塞米松又名氟美松、氟甲强地松龙、德沙美松,是糖皮质类激素。其衍生物有氢化可的松、泼尼松等,其药理作用主要是抗炎、抗毒、抗过敏、抗风湿,临床使用较广泛。地塞米松可减轻和防止组织对炎症的反应,从而减轻炎症的表现。激素抑制炎症细胞,包括巨噬细胞和白细胞在炎症部位的集聚,并抑制吞噬作用、溶酶体酶的释放,以及炎症化学中介物的合成和释放。地塞米松免疫抑制作用包括防止或抑制细胞介导的免疫反应,延迟性的过敏反应,减少T淋巴细胞、单核细胞、嗜酸性粒细胞的数目,降低免疫球蛋白与细胞表面受体的结合能力,并抑制白介素的合成与释放,从而降低T淋巴细胞向淋巴母细胞转化,并减轻原发免疫反应的扩展。可降低免疫复合物通过基底膜,并能减少补体成分及免疫球蛋白的浓度。主要作为危重疾病的急救用药和各类炎症的治疗。

地塞米松与泼尼松一样,都是人工合成的糖皮质激素,其作用机制、用途基本一样。但地塞米松的抗炎作用及控制皮肤过敏的作用比泼尼松强,所以用量要比泼尼松少。一般开始剂量是每次0.75～3毫克,每日2～4次,维持量每日0.5～0.75毫克。不良反应和注意事项与泼尼松基本一样。不过,地塞米松可用于肝功能不全的患者。

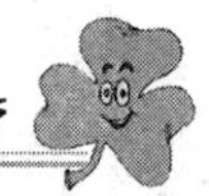

(32)地西泮治疗头痛：地西泮又名地西畔、安定等，是苯二氮䓬类抗焦虑药。具有抗焦虑、镇静、催眠、抗惊厥、抗癫痫及中枢性肌肉松弛作用。其抗焦虑作用选择性很强，是氯氮䓬的5倍，这可能与其选择性地作用于大脑边缘系统，与中枢苯二氮䓬受体结合而促进γ-氨基丁酸的释放或突触传递功能有关。较大剂量时可诱导入睡，与巴比妥类催眠药比较，它具有治疗指数高、对呼吸影响小、对快波睡眠几无影响，对肝药酶无影响、大剂量时亦不引起麻醉等特点，是目前临床上最常用的镇静安眠药。镇静安眠药主要是针对头痛伴有的精神焦虑、急躁等精神症状的治疗。也可防治紧张性头痛、癫痫性头痛。地西泮还具有较好的抗癫痫作用，对癫痫持续状态极有效，对癫痫小发作及小儿阵挛性发作不如硝西泮。中枢性肌肉松弛作用比氯氮䓬强，为其5倍，而抗惊厥作用很强，为氯氮䓬的10倍。用于治焦虑、失眠、头痛、肌肉痉挛及部分癫痫。

地西泮用于抗焦虑时，成人常用量为每次2.5～10毫克，每日2～4次。用于镇静时，每次2.5～5毫克，每日3次。用于催眠时，每次5～10毫克，睡前服。6个月以上小儿的常用量为每次1～2.5毫克，每日3～4次，用量根据情况酌量增减。最大剂量每日不超过10毫克。

地西泮常见的不良反应有嗜睡、头昏、乏力等，大剂量可有共济失调、震颤。罕见的有皮疹，白细胞减少。个别患者可发生兴奋、多语、睡眠障碍，甚至幻觉。停药后，上述症状很快消失。长期连续用药可产生依赖性和成瘾性，停药可能发生撤药症状，表现为激动或忧郁。

(33)苯妥英钠治疗头痛：苯妥英钠因可以阻止脑部病灶发生的异常电位活动向周围正常脑组织的扩散，而起到抗癫痫的作用。主要治疗癫痫引起的头痛，也可治疗三叉神经痛、舌咽神经痛等引起的头痛。

苯妥英钠片的规格为每片 50 毫克或 100 毫克。用于抗癫痫时，成人常用量为每日 250～300 毫克，开始时 100 毫克，每日 2 次，1～3 周内增加至 250～300 毫克，分 3 次口服，极量每次 300 毫克，每日 500 毫克。由于个体差异及饱和药动学特点，用药需个体化。应用达到控制发作和血药浓度达稳态后，可改用长效(控释)制剂，一次顿服；如发作频繁，可按每千克体重 12～15 毫克，分 2～3 次服用，每 6 小时 1 次，第二天开始给予 100 毫克(或按每千克体重 1.5～2 毫克)，每日 3 次，直到调整至恰当剂量为止。小儿常用量：开始每日按每千克体重 5 毫克，分 2～3 次服用，按需调整，以每日不超过 250 毫克为度；维持量为每千克体重 4～8 毫克，分 2～3 次服用，如有条件可进行血药浓度监测。

苯妥英钠的不良反应常见牙龈增生，儿童发生率高，应加强口腔卫生和按摩牙龈。长期服用后可能引起恶心，呕吐甚至胃炎，饭后服用可减轻。神经系统不良反应与剂量相关，常见眩晕、头痛，严重时可引起眼球震颤、共济失调、语言不清和意识模糊，调整剂量或停药后症状可消失。较少见的神经系统不良反应有头晕、失眠、一过性神经质、抽搐、舞蹈症、肌张力不全、震颤、扑翼样震颤等。可影响造血系统，致粒细胞和血小板减少，罕见再障。常见巨幼红细胞

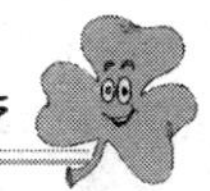

性贫血，可用叶酸加维生素 B_{12} 防治。可引起过敏反应，常见皮疹伴高热，罕见严重皮肤反应，如剥脱性皮炎，多形糜烂性红斑，系统性红斑狼疮和致死性肝坏死，淋巴系统霍奇金病等。一旦出现症状立即停药并采取相应措施。小儿长期服用可加速维生素D代谢造成软骨病或骨质异常。孕妇服用偶致畸胎。可抑制抗利尿激素和胰岛素分泌使血糖升高，有致癌的报道。

(34)卡马西平治疗头痛：卡马西平又名氨甲酰苯、氨甲酰苯、氨甲酰氮、叉颠宁、叉癫宁、得利多、得利益多、芬来普辛、甲酰苯、卡巴米嗪、卡巴咪嗪。是一种常见精神性药物，属于处方药，可用于癫痫发作引起的头痛、三叉神经痛和舌咽神经痛。

卡马西平片的规格为每片100毫克。用于抗惊厥时，成人常用量口服开始每次0.1克，每日2～3次；第二日后每日增加0.1克，直到出现疗效为止，维持量根据调整至最低的有效量，分次服用；要注意个体化，最高量每日不超过1.2克。用于镇痛时，开始每次0.1克，每日2次；第二日后隔日增加0.1～0.2克，直至疼痛缓解，维持量每日0.4～0.8克，分次服用；最大量每日不超过1.2克。用于抗躁狂或抗精神病时，开始时每日0.2～0.4克，以后每周逐渐增加至最大量每日1.6克，一般分3～4次服用。通常的限量，12～15岁，每日不超过1克，15岁以上一般每日不超过1.2克，少数有用至1.6克者，作止痛用时每日不超过1.2克。小儿抗惊厥时，6岁以前开始按每日每千克体重5毫克，每隔5～7日增加一次用量，达每日每千克体重10毫克，必要时可增至每千

克体重20毫克，维持量一般为每日每千克体重10～20毫克，通常每日不超过0.4克。6～12岁儿童，第一日0.1克，服2次，每隔1周增加每日0.1克直至出现疗效，维持量调整到最小有效量，一般为0.4～0.8克，不超过每日1克，分3～4次服用。

轻微的、一般性疼痛不要用卡马西平。饭后立即服药，可减少胃肠道反应。漏服时应尽快补服，不得一次服双倍量，可在一日内分次补足用量。如已漏服一日以上，注意有可能复发。癫痫患者突然撤药可引起惊厥或癫痫持续状态。如发生嗜睡、眩晕、头昏、软弱或肌肉共济失调，需注意中毒先兆。服药过程中可能有口干，糖尿病患者可能引起尿糖增加，急诊或需进行手术时务必申明。开始时应用小量，然后逐渐增加，到获得良好疗效为止，每日分3～4次饭后口服。加用于已用其他抗癫痫药治疗的患者时，用量也应逐渐递增。在开始治疗4周左右可能需要增加剂量，以避免由于自身诱导所致的血药浓度降低。

(35)溴隐亭治疗头痛：溴隐亭又名溴麦角隐亭、保乳调、溴麦亭、溴麦角环肽、抑乳停、麦角溴胺，α-麦角隐亭。为多巴胺能激动药。主要用于抗震颤麻痹，闭经或溢乳，抑制生理性泌乳、催乳激素过高引起的经前期综合征，肢端肥大症，女性不孕症和亨丁顿舞蹈病。临床用于治疗帕金森病，治疗与催乳素有关的生殖系统功能异常，如闭经、溢乳症、经前综合征、产褥期乳腺炎、纤维囊性乳腺瘤、男性阳痿或性欲减退。还可用于治疗震颤麻痹和垂体腺瘤引起的头痛。

溴隐亭用于抗震颤麻痹时，开始每次1.25毫克，每日

1～2次，在2周内逐渐增加剂量，必要时每2～4周增加2.5毫克，以找到最小的满意剂量，每日剂量以20毫克为宜。

用溴隐亭治疗的最初几天，有些患者可能出现恶心，极少数患者可能出现眩晕、疲乏、呕吐或腹泻，但不至于严重到需要停药。溴隐亭可引起直立性低血压，个别患者会出现虚脱，因此患者特别是在治疗最初几天应监测血压。如发生此类症状可对症治疗。其他不良反应有鼻塞、便秘、嗜睡、头痛，少数患者偶有精神错乱、精神运动性兴奋、幻觉、运动障碍、口干、下肢痉挛、肌肉疼痛、皮肤过敏反应及脱发。这些不良反应大多与剂量有关，通常降低剂量即可控制。曾有报道，长期治疗期间少数患者出现感觉障碍，周围动脉障碍，以及由寒冷引起的手指、脚趾可逆性苍白，特别是患雷诺病的患者。偶有报道发生动脉痉挛和坏疽。曾有报道，使用溴隐亭后出现心绞痛加重，心动过缓及短暂的心律失常。少数病例在使用溴隐亭抑制分娩后泌乳时发生高血压、心肌梗死、癫痫发作、脑卒中及精神障碍。已有记载，长期治疗且每日剂量在30毫克或以上的患者出现腹膜后和胸膜纤维化，但仅限于接受溴隐亭治疗的帕金森病患者。

(36)山莨菪碱治疗头痛：山莨菪碱又名654-2，为阻断M胆碱受体的抗胆碱药，作用与阿托品相似或稍弱。可使平滑肌明显松弛，并能解除血管痉挛（尤其是微血管），同时有镇痛作用，但扩瞳和抑制腺体（如唾液腺）分泌的作用较弱，且极少引起中枢兴奋症状。山莨菪碱适用于下列疾病：①感染中毒性休克，如暴发型流行性脑脊髓膜炎、中毒性痢疾等（须与抗菌药物合用）。②血管性疾病，如脑血栓、脑栓塞、瘫痪、脑血管痉挛、血管神经性头痛、血栓闭塞性脉管炎等。③各种神经痛。如三叉神经痛、坐骨神经痛等。④平滑肌痉挛，如胃、十二指肠溃疡，胆管痉挛等。⑤眩晕病。⑥眼底疾病，如中心性视网膜炎、视网膜色素变性、视网膜动脉血栓等。⑦突发性耳聋，配合新针疗法可治疗其他耳聋（小剂量穴位注射）。⑧血管性头痛是常见病，尤其以青年女性患者较多。鉴于山莨菪碱可解除血管痉挛，故用山莨菪碱治疗血管性头痛取得满意的效果。中老年患者用山莨菪碱不仅能减少血管性头痛发作次数，亦能改善脑血流量和预防脑血流量不足所致脑功能低下。

山莨菪碱成药有片剂和注射剂。注射液规格为每支 1 毫升，含山莨菪碱 5 毫克，或 10 毫克，或 20 毫克；片剂规格为每片 5 毫克，或 10 毫克。临床上多用注射剂，因口服吸收较差，注射后迅速从尿中排出。成人肌内注射或静脉注射的一般剂量为 5～10 毫克，每日 1～2 次，也可经稀释后静脉滴注；治严重三叉神经痛时，有时须加大剂量至每次 5～20 毫克，肌内注射。成人口服剂量为每次 5～10 毫克，每日 3 次。

山莨菪碱毒性小，对肝、肾等实质性脏器无损害。山莨菪碱不良反应一般有口干、面红、轻度扩瞳、视近物模糊等，个别患者有心率加快及排尿困难等，多在 1～3 小时内消失，长期使用不致蓄积中毒。若口干明显时可口含酸梅或维生素 C，症状即可缓解。静脉滴注过程中，若排尿困难，可肌内注射新斯的明 0.5～1 毫克或氢溴酸加兰他敏 2.5～5 毫克以解除症状。在应用山莨菪碱治疗的同时，其他治疗措施

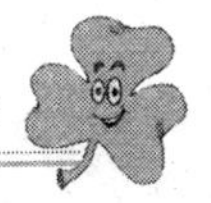

不能减少(如抗菌药物的使用等)。脑出血急性期及青光眼患者忌用山莨菪碱。婴幼儿、老年体虚者慎用山莨菪碱。急腹症未明确诊断时不宜轻易使用山莨菪碱。夏季用山莨菪碱时因其闭汗作用,可使体温升高。反流性食管炎、重症溃疡性结肠炎患者慎用山莨菪碱。

山莨菪碱抑制毛果芸香碱的促进分泌作用,故二者不能合用。山莨菪碱不宜与地西泮在同一注射器内应用。山莨菪碱与其他抗胆碱药物有协同性效应,联用时可减少用量。

(37)胞磷胆碱治疗头痛:胞磷胆碱又名胞磷胆碱、尼古林、二磷酸胞嘧啶胆碱、胞嘧啶核苷二磷酸胆碱。为核苷衍生物,可改善头部外伤后或脑手术后意识障碍的意识状态及脑电图,促进脑卒中偏瘫患者的上肢运动功能的恢复,对促进大脑功能恢复、促进苏醒有一定作用。促进卵磷脂生物合成和抗磷脂酶 A 作用。与蛋白分解酶抑制药合用,可保护及修复胰腺组织。主要用于急性颅脑外伤和脑手术后的意识障碍,以及颅内血管病变引起的头痛。

胞磷胆碱注射液的规格为每支 2 毫升,含胞二磷胆碱 200 毫克。急性颅脑外伤、脑手术后脑梗死急性期意识障碍时,静脉滴注、静脉注射或肌内注射,每次 100～500 毫克,每日 1～2 次,可根据年龄、症状适当增减。

胞二磷胆碱的不良反应为偶尔出现休克,应仔细观察,如有血压下降、胸闷、呼吸困难等症状,应立即停药并采取适当的处理。有时出现失眠、皮疹,偶尔出现头痛、兴奋、痉挛等症状。用于脑卒中偏瘫患者时,有时瘫痪肢体可能出

现麻木感。少见恶心、肝功能异常、热感。罕见食欲缺乏、一过性复视、一过性血压波动及倦怠。

因胞磷胆碱可扩张血管、增高颅内压,故严重颅内损伤急性期、活动性颅内出血者应慎用或禁用。进行性意识障碍患者须同时给予止血药,降脑压药或低体温处置。用于脑梗死急性期意识障碍患者时,最好在卒中发作后的2周内开始给药。只有在静脉滴注或静脉注射困难时才做肌内注射,并在最小限量内使用。小儿慎用。不宜大剂量应用。

(38)舒马曲坦治疗偏头痛:舒马曲坦又名舒马普坦、英明格。为抗偏头痛新药,是高度选择性5-羟色胺受体激动药,逆转偏头痛时颅内血管扩张,减轻血浆蛋白外渗,从而改善脑血流量,缓解偏头痛的症状。用于偏头痛急性发作的治疗,口服起效快于麦角胺咖啡因。还可用于丛集性头痛的治疗,15～30分钟的有效率达74%～77%。

舒马曲坦的片剂规格为每片100毫克;舒马曲坦的针剂规格为每支3毫克。口服时每次100毫克,依病情可间隔2小时反复给药;皮下注射每次6毫克,用于中、重度偏头痛患者治疗,10分钟起效,1小时减轻或消失70%;静脉注射用量为每次3毫克。

舒马曲坦的首次剂量在医师的监视下应用。皮下注射法不宜用于缺血性心脏病、心绞痛和未控制的高血压患者。静脉注射有引起冠状动脉痉挛的危险,故一般情况下不宜采用。

(39)佐米曲坦治疗偏头痛:佐米曲坦又名佐米曲普坦,是一种选择性5-羟色胺1B/1D受体激动药。通过激动颅内

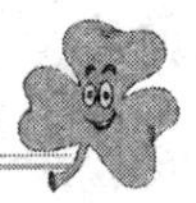

血管(包括动静脉吻合处)和三叉神经系统交感神经上的5-羟色胺1B/1D受体,引起颅内血管收缩并抑制前炎症神经肽的释放,用于成人先兆或非先兆偏头痛的治疗。

佐米曲坦胶囊剂的规格为每粒2.5毫克,内容物性状为白色或类白色颗粒或粉末。治疗偏头痛发作的推荐剂量为2.5毫克。如果24小时内症状持续或复发,再次服药仍有效。如需二次服药,时间应与首次服药时间最少相隔2小时。服用佐米曲坦胶囊2.5毫克,头痛减轻不满意者,在随后的发作中,可用5毫克。通常服药1小时内效果最明显。偏头痛发作期间无论何时服用佐米曲坦都同样有效,建议发病后尽早服用。反复发作时,建议24小时内服用总量不超过15毫克。

佐米曲坦不作为偏头痛的预防性药物。肾损害患者使用佐米曲坦无须调整剂量。

佐米曲坦的耐受性好。不良反应很轻微、缓和、短暂,且不需治疗亦能自行缓解。可能的不良反应多出现在服药后4小时内,继续用药未见增多。最常见的不良反应包括:偶见恶心、头晕、嗜睡、温热感、无力、口干。感觉异常或感觉障碍已见报道。咽喉部、颈部、四肢及胸部可能出现沉重感、紧缩感和压迫感,还可出现肌痛、肌肉无力。

佐米曲坦禁用于对佐米曲坦任何成分过敏的患者。血压未经控制的患者不应使用。

佐米曲坦仅应用于已诊断明确的偏头痛患者。要注意排除其他严重潜在性神经科疾病。偏瘫性或基底动脉型偏头痛患者不推荐使用。症状性帕金森综合征或患者与其他心脏旁路传导有关的心律失常者不应使用佐米曲坦。佐米曲坦不会损害患者驾驶及机械操纵的能力，但仍要考虑到佐米曲坦可能引起嗜睡。

佐米曲坦与麦角胺/咖啡因合用耐受性良好，与单独应用佐米曲坦相比，不良反应没有增加，血压也无改变。司来吉兰（一种单胺氧化酶-B抑制药）和氟西汀（一种选择性5-羟色胺再摄取抑制药）对佐米曲坦的药代动力学参数没有影响。佐米曲坦与西咪替丁、口服避孕药合用时，也可使佐米曲坦的血药浓度增加。与普萘洛尔合用可延缓佐米曲坦的代谢。

（40）利扎曲坦治疗偏头痛：利扎曲坦又名利扎曲普坦，可显著减轻或完全消除偏头痛，减少偏头痛的相关症状，使患者恢复正常功能并提高生活质量，是一种较好的治疗急性偏头痛的药物。用于成人有或无先兆的偏头痛发作的急性治疗，不适用于预防偏头痛，以及半身不遂或基底部偏头痛患者。

利扎曲坦于1998年10月在荷兰首次上市，为第四个获准上市的曲坦类药物。利扎曲坦能选择性作用于5-羟色胺，5～10毫克剂量被认为是一种对中度或重度偏头痛急性治疗的有效药物，现已作为治疗偏头痛的一线选择药。其通常具有较好的耐受性，不良反应轻。利扎曲坦的特点是：①起效快。用药30分钟头痛缓解率为13%～28%。②疗效好，口服2小时后缓解率为70%，症状消失为33%，头痛复发后仍然有效。③剂量低，其5毫克剂量的头痛缓解率较舒马曲坦100毫克高。④不良反应小。⑤应用范围广，可用于

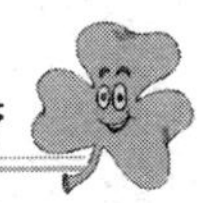

高血压和轻度肝功能不全患者偏头痛的治疗，可与抗抑郁药帕罗西汀合用，对经期性偏头痛的治疗仍然有效。

利扎曲坦口服剂型有常规口服片和速溶片两种，剂量规格有5毫克和10毫克两种。口服给药，每次5～10毫克，每次用药的时间间隔至少为2小时，每日最大剂量不得超过30毫克，或遵医嘱。

利扎曲坦有很好的耐受性，不良反应轻且时间短暂，主要副作用是虚弱，易疲劳，嗜睡，有疼痛或压迫感及眩晕。严重的心脏意外，包括在使用5-羟色胺激动药后出现死亡，这些事件极少发生。报道的患者多伴有冠状动脉疾病危险因素先兆，意外事件有冠状动脉痉挛、短暂性心肌缺血、心肌梗死、室性心动过速及室颤。

利扎曲坦禁用于下列患者：①局部缺血性心脏（如心绞痛、心肌梗死或有记录的无症状缺血）的患者。②有缺血性心脏病，冠状动脉痉挛症状、体征的患者。③不易控制血压的高血压患者。④对利扎曲坦或任一活性成分过敏者。

(41)那拉曲坦治疗偏头痛：那拉曲坦又名纳拉曲坦、那拉曲普坦、诺拉替坦，为抗偏头痛药，是选择性5-羟色胺1B/1D受体激动药，对5-羟色胺1A及5-羟色胺1F也有轻度激活作用。因其具有颅脑血管收缩、周围神经元的抑制和三叉神经-颈复合体二级神经元传导抑制的作用，从而可抑制激活的伤害性三叉神经传入效应，起到控制偏头痛发作的作用。那拉曲坦不增加动脉血压，但与轻微的剂量依赖性心动过缓有关。那拉曲坦具有口服生物利用度高、消除半衰期长、药物耐受性好的特点。用于中、重度偏头痛（有或无先兆)急性发作的治疗。

那拉曲坦片剂规格为每片2.5毫克。成人口服量为每次2.5毫克,急性发作时服用;必要时可在4小时后重复给药1次;24小时内最大剂量为5毫克;肝、肾功能不全者起始剂量为1毫克,24小时内最大剂量为2.5毫克。

下列患者禁用那拉曲坦:①对那拉曲坦过敏者禁用。②脑血管疾病(如短暂性脑缺血发作、脑卒中)患者禁用。③偏瘫型或基底动脉型偏头痛患者禁用。④缺血性心脏病(如心绞痛、心肌梗死史或其他潜在的心血管疾病)及未控制的高血压患者禁用。⑤周围血管疾病(包括缺血性肠道疾病)患者禁用。⑥严重肝、肾功能损害者禁用。

具有发生冠心病危险因素的患者(如糖尿病、肥胖、吸烟、高胆固醇、高发的冠心病家族史,40岁以上的男性、手术或自然绝经妇女)慎用那拉曲坦。先前未曾确诊为偏头痛的患者或目前症状不典型的偏头痛患者(应仔细排除潜在的严重神经系统疾病,如进行性脑血管意外、蛛网膜下隙性出血等)慎用那拉曲坦。轻、中度肝肾功能损害者慎用那拉曲坦。孕妇及哺乳期妇女慎用那拉曲坦。心血管疾病患者使用那拉曲坦时应监测血压及心率。那拉曲坦不能与麦角衍生物或其他5-羟色胺受体激动药同时使用,必须使用时需间隔24小时以上。那拉曲坦不能与单胺氧化酶同时使用,必须使用时需间隔2周以上。具有冠心病危险因素的患者,那拉曲坦首剂应在严密的医疗监护下服用,并建议在服药后立即监测心电图。

那拉曲坦的不良反应:①心血管系统。罕见心悸、血压

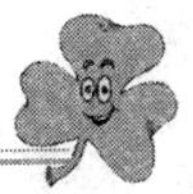

升高、快速型心律失常及心电图(ECG)异常。所有曲坦类药物在常规剂量下均可使冠状动脉收缩10%～20%。②中枢神经系统。出现头晕、困倦、嗜睡、不适、疲乏等。用药期间可出现偏头痛发作次数增加及药物所致的头痛,可能呈剂量依赖性,每周剂量低至7.5毫克时仍可发生,停药后症状一般会有所改善。③消化系统。可出现恶心、唾液分泌减少等。偶见引起缺血性结肠炎,停药后症状迅速缓解。

(42)依立曲坦治疗偏头痛:依立曲坦又名依来曲普坦,为5-羟色胺1B/1D受体激动药。依立曲坦有高度亲脂性,故其吸收比舒巴曲坦快。用于偏头痛急性发作的治疗。

依立曲坦片剂的规格为20毫克或40毫克。依立曲坦常规口服剂量,首剂量为20～40毫克,如果2小时后头痛复发,可再重复给药,最大单剂40毫克,最大日剂量为80毫克。老年人初始剂量为20毫克,可于2小时后再次给药20～40毫克,最大剂量为40毫克。

在24小时内使用过另一种5-羟色胺激动药的患者不能使用依立曲坦。依立曲坦不能用于预防偏头痛。在偏头痛发作后应尽早服用初始剂量。

下列患者忌用依立曲坦:①对依立曲坦过敏者。②脑血管综合征(脑卒中、暂时性局部缺血发作)患者。③偏瘫性偏头痛或基底型偏头痛患者。④缺血性肠病患者。⑤缺血性心脏病(心绞痛,心肌梗死史,无症状性缺血或潜在心血管疾病)患者。⑥外周血管病患者。⑦严重肝损害患者。⑧未控制好血压的高血压患者。

下列患者慎用依立曲坦:①轻度至中度肝损害患者。

②有发生缺血性或血管痉挛性冠状动脉病危险的患者(糖尿病、家族史、高血脂、肥胖、吸烟者)。

(43)氟伐曲坦治疗偏头痛:氟伐曲坦又名夫罗曲坦,是一种强效脑选择性5-羟色胺1B/1D受体激动药,与5-羟色胺1B/1D受体有高度亲和力,对5-羟色胺1B的亲和力为已知曲坦类药物中最强者。

有5项随机、双盲、安慰剂对照研究评估了氟伐曲坦治疗2000多例18～69岁的中重度偏头痛患者的疗效。其中两项研究为剂量变化性研究,使用剂量为0.5～40毫克;另外3项使用剂量均为2.5毫克。在服用氟伐曲坦后2小时,研究者评估受试者的头痛反应,结果发现,5项研究中所有治疗组患者2小时内的有效率明显高于安慰剂组。另外,与安慰剂组比较,治疗组中与偏头痛相关的症状,如畏光、畏声和恶心等减少。其中的一项试验将氟伐曲坦与舒马曲坦进行了疗效比较,结果发现,氟伐曲坦组两小时的有效率为47%,而后者为37%,但在预防复发方面,氟伐曲坦疗效不如后者。

氟伐曲坦通常耐受性良好,多数不良反应较轻,且为一过性。最常见的有眩晕、感觉异常、头痛、口干、虚弱、潮红、胸痛、消化不良等。值得注意的是,氟伐曲坦的严重不良反应为心脏疾病,特别是对有易发心脏病因素者,可引起致命危险,但发生率很低。一旦服药后出现胸部、喉和颈部压迫感,则应立即采取措施。

氟伐曲坦禁用于以下人群:局部缺血性心脏病,如心绞痛、心肌梗死患者等;脑血管疾病,如脑卒中患者等;外周血

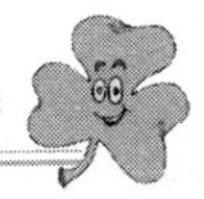

管疾病，如局部缺血性肠疾病患者；高血压未得到控制者；偏瘫性或基底动脉型头痛；对氟伐曲坦及其附加成分有过敏者；严重肝损害者。

20. 治头痛的药会引起慢性头痛吗

有些疼痛患者服用镇痛药反而会掩盖了真实病情。很多疼痛，特别是内脏器官的疼痛，患者很难辨别出到底是什么部位出了毛病。如果过早地盲目服用止痛片，虽然可以暂时缓解疼痛，但由于服用镇痛药后掩盖了疼痛的部位和性质，不利于医生观察病情和判断患病部位，也不利于医生正确诊断和及时治疗。

几乎所有的头痛都是源于血管和肌肉，尤其是血管的牵拉。当情绪紧张、药物和酒精因素引起偏头痛时，由于脑动脉血管收缩，随着每次心跳，动脉血管受到牵拉，便会产生跳痛。因此，治疗头痛时首选药物并不是镇痛药，而是作用于血管的药物。但很多人不明事理就以镇痛为主，实在不行了才会考虑去看医生。这种以减痛为主的做法只会导致头痛反复不断发作，也会使患者依赖上镇痛药。

有很多药物使用不当可引起头痛，这种头痛称为药源性头痛。其症状表现各异，部位不一，可出现于前额部、颞部、顶枕部剧烈的跳痛，胀痛等，也可伴有面部潮红、恶心、呕吐、走路不稳等症状。易引起头痛的常用药物有：①钙离子拮抗药。硝苯地平、尼莫地平等。②扩血管、降低血压的

药物：卡托普利、硝酸异山梨酯、尼麦角林等。③抗生素类。头孢类、红霉素等。④非甾体类消炎镇痛药。吲哚美辛等。⑤镇静、安眠类药。如地西泮、硝西泮等。引起头痛的药物其实很多，在这里不能一一列举，在使用药物时如果发生头痛等不良反应，应停药观察，通常症状即可缓解，不能减轻者应及时去医院诊治。

五、中医药治疗头痛

1. 中医是怎样认识头痛的

头痛是指头局部或全头以疼痛为主症的疾患。既可单独出现，亦可见于多种急慢性疾病之中，它涉及内、外、神经、精神、五官等临床各科疾病。

中医学认为，头痛病因有外感、内伤之分。外感以风邪为主，但常夹寒、暑、湿、热之邪；内伤可由肝阳上扰、肾精不足、痰湿阻遏、气血亏虚及瘀血阻络等因素所致。其病机或为邪阻清阳，或为脑失濡养，或为气血逆乱、血行不畅而致。

现代医学的血管神经性头痛、高血压、脑动脉硬化、颅内感染、脑瘤、脑血管意外、脑震荡、头痛型癫痫、紧张性头痛、颈椎病、感冒、中耳炎、鼻窦炎、中暑、低血糖症、贫血、尿毒症、神经官能症，以及酒精、一氧化碳中毒等所引起的头痛，均可进行辨证论治。

中医学认为，人体是以五脏为中心，通过经络系统，将六腑、五体、五官、九窍、四肢百骸等全身组织器官组成一个有机的整体，并通过精、气、血、津液的作用来完成机体统一

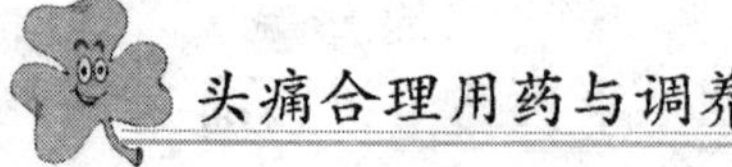

的功能活动。各脏腑、器官在生理上和病理上都是相互联系、相互影响的。因此,可以通过五官、形体、色脉的外在变化,了解和判断内脏的病变。体表的病变也可以通过经络内传,影响五脏六腑的功能。

头为元神所居,“诸阳之会”“清阳之府”,又为髓海所在之处,凡五脏精华之血,六腑清阳之气,皆会于此。于是天气所发,六淫之邪;人气所变,五脏之逆,均可导致头痛。头痛是全身病理变化的局部反应。因此,治疗头痛应当从整体出发,全面分析,辨证论治,而不是头痛医头,脚痛医脚。如外感六淫之邪所致头痛者,病性多属实,治疗以祛风散邪为主。内伤所致头痛,则多属虚,治疗就应以补为主,多用益气养血、滋阴温阳之法,也有夹痰夹瘀者,则应当攻补兼施。

中医不同于现代医学的理论体系,为我国广大人民所喜爱。它在治疗头痛方面同样也积累了丰富的诊治经验,无论是急性头痛还是慢性头痛,无论是口服天然药物,还是外敷、针灸、按摩等都极为得心应手。所以,中医治疗头痛可谓疗效显著。

2. 中医如何给头痛分型

(1)风寒头痛:此种头痛最常见。系由感受风寒之邪所致,起病较急,头痛为重,以前额及太阳区为主,常牵连颈项部拘紧感,遇风寒时头痛即刻加重,由于风寒束表毛窍闭

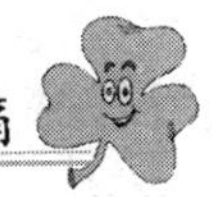

塞，而头痛无汗，影响肺气宣降可伴有咳嗽、喷嚏、鼻塞或流清涕等。重者伴有发热、全身酸痛，舌苔薄白，脉象浮紧。治宜散风止痛。

(2)风热头痛：起病急、头痛重，伴有头沉和灼热感，常有发热、头中觉热、喜凉风，热重时口渴咽干痛、小便赤黄、大便秘结、鼻流浊涕或有牙痛等，舌苔黄，脉浮数。治宜祛风清热。

(3)风湿头痛：症见头重如裹、头痛头胀而有紧缚感，伴四肢沉重、胸胁满闷、全身困倦酸痛或有恶心呕吐，舌苔白腻，脉滑。治宜祛湿化湿止痛。

(4)肝阳头痛：本型头痛多有高血压病史。为搏动样跳痛，伴有头晕耳鸣、目眩而涩、颈项拘紧感、性急易怒、面红口苦咽干等，舌质红，脉弦。治宜平肝阳。

(5)痰浊夹风头痛：头痛较重，伴有目眩、胸闷、恶心呕吐、咳嗽多痰，舌苔白腻，脉濡滑。治宜健脾化痰兼以除风。

(6)血瘀头痛：此种头痛多有外伤史。头痛较剧烈、经常发作、治疗比较困难。重者伴有恶心呕吐、心悸气短、失眠、记忆减退等，舌质紫暗或有斑点，脉沉细或涩。治宜活血化瘀。

(7)气血虚头痛：头部隐隐作痛，记忆减退，伴有头晕心悸、气短、四肢无力、劳动时加重、食欲缺乏、面色苍白或萎黄、口唇无华，舌质淡白，苔薄白，脉沉细无力。治宜补益气血。

(8)肾阳虚头痛：症见头痛头晕、健忘、腰腿酸痛、四肢发冷、小便频数，重者伴有勃起功能障碍等，舌质淡白，脉沉

迟无力，尤以尺脉为甚。治宜补益肾阳。

(9)肾阴虚头痛：症见头痛较轻、伴有头晕耳鸣、目眩、记忆减退，以及腰酸遗精、多梦失眠、心悸气短等，重者有盗汗、低热，舌质红，脉细数。治宜补益肾阴。

(10)火热头痛：此种头痛多为阳明经证，气分热邪炽盛所致，如乙型脑炎等有较剧烈的头痛，伴有呕吐及高热、大汗出、口渴喜冷饮、心烦神躁、面红、小便短赤等，舌苔黄燥，脉洪大而数。治宜清热泻火。

3. 颈椎病引起头痛的中医治疗

对于头痛由于颈椎病所致，中医学认为主要是由于外伤、风寒湿邪侵袭、气血不和、络脉不通所致。基于上述观点，在治疗上形成了外治手法、外用药物、中药内服，以及针灸疗法相结合的一整套措施。中药多采用散风祛湿、活血化瘀、舒筋止痛的方法，常用方是独活寄生汤合蠲痹汤加减。常用的药物有桃仁、红花、川芎、桑枝、牛膝、鸡血藤、骨碎补、熟地黄、羌活、独活、当归。然后，根据颈椎病不同类型进行加减治疗。外用药物也常能缓解症状，一般以搽剂如正骨水、外用止痛搽剂、麝香风湿油、息伤乐等较为方便。熏洗药物有热敷灵、寒通乐，以起到祛风除湿、舒筋活络、活血止痛的作用。

针灸和推拿治疗常取绝骨、后溪、风府、大椎、大杼、魄户、天目、天柱等穴，用针灸或艾灸治疗，每日1次，每次

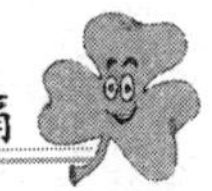

15～30 分钟，7 天为 1 个疗程。也可采用梅花针、电针、耳针等治疗。推拿治疗颈椎病性头痛具有很好的疗效，采用㨰、按、揉、拿、拔伸、拔伸旋转、搓、擦等基本手法。通过按揉风池、肩井、合谷穴，放松颈肩部肌肉的紧张及痉挛，可改善关节活动范围及松解神经根粘连，改善局部血液循环，有效地缓解疼痛，促进病变组织的修复。

上述治疗有些可在家中进行，有些则需要去医院诊治。

4. 紧张性头痛的中医治疗

紧张性头痛，疼痛部位多见于颈、枕、额及颞部，并可放射到背部。头痛性质为钝痛或刺痛，并伴有发紧、重压感、紧箍感，随着头部位置的改变，这种疼痛也会加重。头痛日夜连续存在，无缓解。头痛的发作可持续数周或数月。头痛与精神刺激和疲劳有关，发作时常伴有恶心呕吐，甚至有失眠、烦躁、记忆力减退等症状。

由于情绪紧张、焦虑、急躁引起的紧张性头痛的患者，要及时把自己的情绪安定下来。由于职业上的特殊姿势所致者，应尽快地予以纠正，这样做往往比服用药物更有效。

自我推拿是一种不受时间、地点等条件限制的简便疗法。如果患者能每天抽出一些时间，认真地自我推拿 1～2 次(10～20 分钟)，定能取得较好的疗效。方法是：①用双手食指的第二指节的内侧缘推抹前额 20～30 次。②用拇指指腹或中指端揉太阳穴 30 次。③用拇指指腹或拇指指端，沿额部两侧向后推抹30次。④用手中指揉百会穴30次。⑤用拇指指端揉两侧风池穴30次。⑥用双手拇指关节突出处，沿脊椎两旁1.5寸处自上而下按揉3遍。

针刺治疗可取风池、太阳、翳风、合谷穴。进针后多次捻转，使局部产生强烈的酸胀感，留针10分钟，每日1次。

耳穴贴压治疗可取神门、皮质下、枕、额、颞、颈、颈椎等耳穴。将3～5粒王不留行并排置于一长方形胶布上，然后贴敷于颈椎穴上，其余穴位均将贴附1粒王不留行的小方块胶布贴敷其上。每日嘱患者自行按压3～5次，每次10分钟。双耳交替使用，2～3天换对侧耳穴。

拔罐治疗可取大椎、风池、肩井、太阳等穴。患者取坐位，先用三棱针点刺双侧太阳、风池穴，取口径1.5厘米的玻璃罐，用闪火法拔在所点刺穴位上。再取口径3厘米的玻璃罐用闪火法拔在大椎穴和肩井穴处，拔5～10分钟，每日1次。

药物涂搽治疗可取天麻10克，蔓荆子10克，钩藤10克，冰片2克，同入20毫升白酒中浸泡，2周后以药酒涂搽太阳、风池及阿是穴(痛点)处，每日2次。

药浴治疗可取生姜50克，川芎15克，葛根15克。将生姜切片，与川芎、葛根一起放入盆中，加热水1 000毫升，煎至800毫升，擦洗头部前额、太阳穴及颈项部，每次10分钟，每日2次，3～5日为1个疗程。

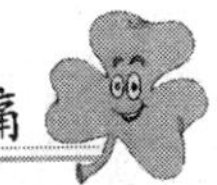

5. 血管神经性头痛的中医治疗

血管神经性头痛，是由于颅内外血管神经调节障碍引起反复发作的一种头痛。多见于女性，且发作多表现为偏头痛。发作前的几分钟或十几分钟常有突然眼花、闪光暗点、彩色金星、视野缺损等先兆症状。也有不少患者有肢体麻木，感觉异常的现象，甚至还有平衡障碍和味觉异常的表现。先一侧头痛，然后逐渐加重延至顶部。疼痛性质为搏动性锥钻样或刀割样痛。常伴有痛侧眼球部充血、面色潮红、瞳孔散大或缩小、恶心呕吐、眩晕等症状。每次发作可持续数小时或1～2天。缓解后常感乏力，精神萎靡，在间歇期时又与正常人一样。

(1)自我按摩：①用拇指指腹抵住患侧太阳穴，用力按揉，以局部有酸胀感为宜，也可双侧同时进行，约1分钟。②微屈手指，用4个手指端由病侧的头维穴始，到风池穴止，用力划侧头，以侧头有热感为宜，约2分钟。③用双手或单手的拇指、食指捏紧病侧头皮，提起、放松，反复操作1分钟。④五指张开呈梳状，由前额部至顶部，用力拿数次，约1分钟。⑤双手食指分别抵住双侧头维穴，在半厘米的距离内进行搓揉，以局部有热感为宜，重点施于患侧，约2分钟。⑥双手拇指指端分别抵住双侧风池穴，用力进行按揉，以胀痛感传至头部为宜，约1分钟。⑦用双手拇指关节突，沿脊椎两旁1.5寸处，自上而下按揉2分钟。

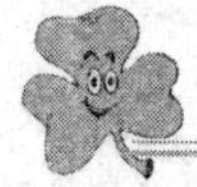

(2)针刺治疗:可取合谷、太阳、头维、风池、委中、太冲穴,进针后提插捻转,强刺激,然后留针10分钟,每日1次。

(3)耳穴贴压治疗:可取枕、额、皮质下、神门、肝、胆等耳穴,将王不留行贴附在小方块胶布上,然后贴敷于上述耳穴(双侧),3～5天更换1次。每天自行按压3～5次,每次10分钟。

(4)拔罐治疗:可取风池、肝俞、太阳穴。患者坐位,先用三棱针点刺双侧太阳、风池和肝俞穴,再取口径1.5厘米的玻璃罐,用闪火法拔在点刺穴位上5～10分钟,每日1次。

(5)药浴治疗:可取黄烟叶50克煎汤,趁热熏洗前额及两侧太阳穴。

(6)手部握药治疗:取羌活、独活、川芎各9克,细辛6克,附子4克,共研细末,同葱白捣泥调和,手握至微汗出,每日2次。

每天听10分钟悠扬旋律和明快节奏的音乐,也能治疗血管神经性头痛。

6. 高血压性头痛的中医治疗

高血压病患者约有80%左右出现不同程度的头痛。高血压性头痛的发生率根据年龄有所不同,青壮年的高血压病例发生头痛率高,而老年人则相对较少,女性稍多于男性。头痛多呈沉重感或间歇性钝痛、压迫感,或为搏动性头痛,常呈持续性,剧烈的头痛较少见。也常常出现全头痛,

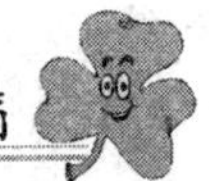

或为偏侧性。后头、前额部、眼窝部、额部局限性头痛也是常见的,但部位不恒定。青壮年高血压患者产生偏头痛者多,而老年患者多见为全头痛。头痛出现时间多在清晨或午前,从事活动后逐渐减轻或消失。清晨出现头痛是高血压头痛的一个特点,这是因为在睡眠时血压降低 30~50 毫米汞柱,醒后患者血压急剧上升,刺激颅内血管壁的痛觉感受器而引起头痛。

(1)按摩治疗:治疗时先以大拇指指腹按压百会穴约 1 分钟,再用拇指点压天柱、肩井穴各 1 分钟;然后用拇指指腹由耳后乳突开始沿胸锁乳突肌按揉至颈部肩胛骨上缘,反复操作约 2 分钟;再点压曲池、合谷穴各 1 分钟;最后点压三阴交穴 1 分钟,揉搓足底涌泉穴 2 分钟。

(2)针刺治疗:可取曲池、合谷、内关、足三里、三阴交、太阳、风池穴,按常规进针后强刺激提插捻转,留针 10 分钟。

(3)耳穴贴压治疗:可取肝、神门、皮质下、耳背降压沟等耳穴。耳背降压沟位于耳郭背面,由内上方斜向外下方行走的凹沟处。剪一块长短同降压沟长度的长方形胶布,其上摆放 5~7 粒王不留行,然后贴敷于耳背降压沟上。再取 4 粒王不留行,分别贴附在 4 块小方形胶布中央,贴敷于同侧耳朵的上述各穴上。按压 10 分钟,每日按压 3~5 次。3 天后更换对侧耳穴,方法同上。

(4)拔罐治疗:第一天选肝俞、足三里穴,患者仰卧位,先用三棱针点刺双侧足三里穴 3 下,再取 1.5 厘米口径的玻璃罐,拔所点刺穴位 5 分钟;再俯卧,同前法在双侧肝俞穴拔 5 分钟。第二天选风池、心俞、承山穴,患者俯卧,先用三棱

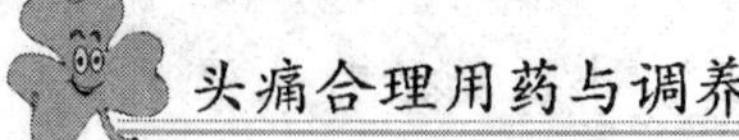

针点刺双侧风池和承山穴，再点刺双侧心俞穴，点刺后用1.5厘米口径的玻璃罐拔5～10分钟。每日1次，两组穴位交替进行，10天为1个疗程。

(5)敷药治疗：可取桃仁、杏仁各12克，栀子3克，胡椒7粒，糯米14粒。共捣烂，加1个鸡蛋清调成糊状，分3次用。于每晚临睡前敷贴于足心涌泉穴，每夜1次，每次敷1足，贴10分钟取下或第二天晨取下均可。两足交替敷贴，6次为1个疗程。

(6)药浴治疗：可取石决明、磁石、党参、黄芪、当归、桑枝、枳壳、蔓荆子、白蒺藜、白芍、炒杜仲、牛膝各6克，独活18克。将上药用水煎取汁1 500毫升，待水温40℃～50℃时，浸泡双足。浸泡一阵儿后，逐渐加水至踝关节以上，保持水温在40℃～50℃，两脚不停地相互搓动，足浴时间10～30分钟，每日1次。

7. 低血压性头痛的中医治疗

低血压多见于青年女性，收缩压经常在80～90毫米汞柱以下，是交感神经紧张不足的结果。患者头部隐隐作痛，但有时也有较剧烈的钝痛或搏动样痛。常伴有头晕眼花，耳鸣目眩，腰酸背楚，全身之力，轻度水肿等症状。体力活动时头痛加重，心悸气短，颜面苍白，甚至发生昏厥，平卧休息后症状可减轻。

(1)按摩治疗：患者取坐位，背朝向术者，先用拇指按揉

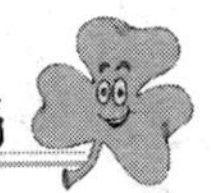

督脉，循头部至腰，反复5遍；再令患者仰卧位，按揉任脉（前正中线），并在中、下丹田处按中有揉，揉中有按、点压互使。每日1次，每次10钟，10次为1个疗程。

(2)针刺治疗：主穴可取内关、素髎（位于鼻尖处），或关元、足三里；配大椎、命门等穴。内关穴采用强刺激，关元、足三里穴可用温针灸法。即先将毫针刺入穴位后，提插捻转，得气后将毫针留在适当的深度，在针柄上穿置一段长度适当的艾条点燃，留针10分钟。

(3)艾灸治疗：可取百会、中脘、关元、足三里穴。百会穴用艾条温和灸法，也就是将艾条的一端点燃，对准百会穴处，距离约1寸进行熏灸，以局部有温热感而无灼痛为度，约灸3分钟。其余穴用艾条温和灸，或用艾炷直接灸法，也就是将艾绒制成大小不等的圆锥形艾炷，置于穴位上点燃，不等艾火烧到皮肤，即用镊子将艾炷夹去或压灭。每穴灸3壮，2～3天灸1次。

(4)敷药治疗：可取吴茱萸（胆汁拌制）100克，龙胆草50克，土硫黄20克，朱砂15克，明矾30克，小蓟根汁适量。将前5味药粉碎为末，过筛，加入小蓟根汁，调和成糊。取药糊敷于神阙、双侧涌泉穴上，每穴用10～15克，上盖纱布，胶布固定，隔日1次，10次为1个疗程。

(5)耳穴贴压治疗：可取交感、心、神门、皮质下、升压点等穴。耳郭常规消毒后，将王不留行贴附在小方块胶布中央；然后贴敷于上述耳穴上，患者每天可自行按压3～5次，每次10分钟，3天后更换耳穴。

(6)药浴治疗：可取生地黄、桑寄生各200克，装纱布包

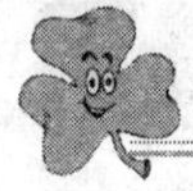

内，放入热水浴池内，10 分钟后进入药液池内浸泡 10 分钟，每日 1 次。

8. 近视引起头痛的中医治疗

近视眼是由于用眼不当或遗传引起的一种眼病，主要表现为只能看清近物，不能看清远物，并且易引起眼睛疲劳、眼睛发痒、眼痛和头痛。

(1)按摩治疗：患者取坐位，术者侧立，用拇指在头部正中、头顶、头两侧平推 3 遍；继沿眉弓至两侧太阳穴分抹 3～5 遍，加揉按太阳穴 1 分钟；再沿眼内眦上方用拇指、食指向上顶震颤 50～100 次；并沿上眼睑向外眦部轻轻按摩 4～5 遍，再指揉合谷穴 1～2 分钟；然后揉阳白→鱼腰→眉棱骨→攒竹→睛明→外眦→四白→太阳→风池，各部位揉 0.5 分钟。上述按摩方法也可自己进行，每日 2～3 次。

(2)针刺治疗：取睛明、攒竹、四白、风池、太阳、合谷、三阴交、光明穴，常规进针后得气，留针 10 分钟。

(3)拔罐治疗：取风池、肝俞、肾俞、光明、足三里穴。患者先俯卧，取口径 1.5 厘米的玻璃罐用闪火法在双侧风池、肝俞、肾俞穴拔 5 分钟，再令患者仰卧，同前法在双侧光明、足三里穴拔 5 分钟。隔日 1 次。

(4)穴位贴膏治疗：取威灵仙 90 克，决明子 30 克，白茅根 15 克，生地黄 30 克，红花 30 克，薄荷 30 克，防风 30 克，章丹 285 克，香油 570 克，熬成药膏。每次取穴 2～3 个，将

药膏贴在穴位上，每日 1 次，每次更换穴位。

9. 青光眼引起头痛的中医治疗

几乎所有青光眼患者都有不同程度的头痛，这是因为房水循环障碍，导致眼压急剧升高的缘故。临床上必须及时进行治疗，否则常会使患眼发生严重视力障碍，甚至有失明的危险。急性青光眼多见于中年以上女性，临床表现为突然发生头痛、眼痛，伴有恶心、呕吐，视力急剧下降，可能在几小时内失明。患眼充血，眼睑有时水肿，角膜水肿、瞳孔散大、对光反射减弱或消失。眼压很高(一般都在 40 毫米汞柱以上)，用手指按压有硬实的感觉。患有此病的患者，应及时到医院诊治。慢性青光眼发病缓慢，多见于中年以上者，也可见于青年人。临床表现为头痛，视力逐渐损害，眼压在发病初期不一定持久地升高，而且在一天之内常有变化，中后期可出现不断上升的趋势，眼球不充血，角膜透明，瞳孔在后期可有散大的现象。

(1)按摩治疗：患者取坐位，先揉眼部外周，再以抹眼球法为主，闭眼抹至内外眦，手法宜柔软轻快，操作 2～3 分钟；按压耳后，沿少阳经至太阳穴掐 2 分钟，抹耳，掐太阳、耳尖、风池、合谷、睛明穴各 0.5～1 分钟。

(2)针刺治疗：取太阳、印堂、风池、合谷、睛明、承泣、球后穴。每次选 2～3 穴，进针后中等强度刺激，留针 10 分钟，每日 1 次。

(3)药浴治疗:取桑叶15克,菊花15克,金银花15克,茯苓12克,苍术6克,白术6克,防风9克,归尾9克,赤芍9克,加水煎煮后,过滤去渣。用药汁熏洗患眼,每次10分钟,每日2~3次,5日为1个疗程。

10. 急性鼻炎引起头痛的中医治疗

急性鼻炎俗称"伤风鼻塞",为鼻腔黏膜的急性炎症,大多伴有头痛。头痛的性质多为钝痛和隐痛,一般无搏动感,且白天加重,休息平卧后减轻。伴有鼻塞、流涕,嗅觉减退,发热恶寒,乏力等症状。

(1)按摩治疗:用㨰法在肩部治疗1~2分钟,直擦背部两侧膀胱经约2分钟,以透热为度,按揉风池、天柱、太阳、印堂、迎香、阳白等穴各0.5分钟,再用一指禅推法从印堂穴开始,斜向上经阳白穴推至头维、太阳穴,再从印堂穴沿攒竹、鱼腰推至太阳穴各往返3~4遍,配合按压诸穴;然后用抹法自印堂穴向上循发际至太阳穴往返4次;最后用五指拿法从头顶拿至风池穴,改用三指拿法,沿膀胱经拿至大椎穴两侧,往返4~5次。

(2)针刺治疗:取迎香、印堂、太阳、合谷、风池、曲池、大椎、足三里等穴,强刺激,不留针,日行1次。

(3)耳穴贴压治疗:取肺、肾上腺、内鼻、额等耳穴。耳郭常规消毒后,将王不留行贴附在小方块胶布中央,贴敷于上述耳穴,肺穴分布较大,可选2~3个点作为贴压部位,每

日自行按压3～5次,每次10分钟,3天后更换。

(4)拔罐治疗:取风池、大椎、外关、尺泽穴。患者坐位,先用三棱针点刺大椎、风池和尺泽穴,然后取口径1.5厘米玻璃罐,用闪火法拔在点刺穴位和外关穴上,5～10分钟后起罐,每日1次。

(5)敷药治疗:取薄荷、生姜、大蒜各等份,捣烂如膏,贴敷于大椎、太阳穴,以纱布覆盖,用胶布固定。两手劳宫穴贴药合掌后夹于两腿之间,10～20分钟。

(6)药物涂搽治疗:取白芷末6克,以姜汁调匀,涂搽太阳穴,每次10分钟,每日数次。

(7)药浴治疗:取麻黄10克,薄荷15克,荆芥15克,生姜10克,水煎2次,取汁混合,沐浴全身10～20分钟,每日2次,每日换药1剂,3日为1个疗程。

(8)刮痧治疗:取1元硬币1枚,蘸香油或花生油,先沿背部中线自上而下地刮1行;再沿脊背两侧自上而下各刮1行,如此反复地刮,直到皮肤由红变紫为止;然后再沿肋骨两侧由内向外反复地刮;最后,由大椎穴沿肩胛向外左右反复地刮,至刮出紫色斑块为宜。

11. 慢性鼻炎引起头痛的中医治疗

慢性鼻炎指鼻黏膜的慢性炎症。由于病灶的长期存在和刺激,不少患者常有头痛。临床主要表现为头痛、鼻塞、流鼻涕。

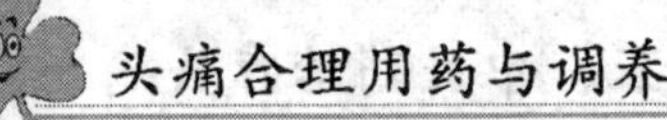

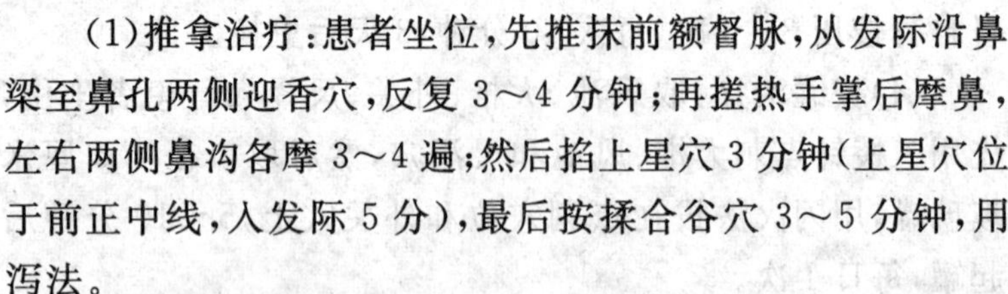

(1)推拿治疗:患者坐位,先推抹前额督脉,从发际沿鼻梁至鼻孔两侧迎香穴,反复3～4分钟;再搓热手掌后摩鼻,左右两侧鼻沟各摩3～4遍;然后掐上星穴3分钟(上星穴位于前正中线,入发际5分),最后按揉合谷穴3～5分钟,用泻法。

(2)针刺治疗:取上星、迎香、印堂、风池、合谷穴。常规进针后,强刺激提插捻转,留针10分钟后,摇大针孔出针,每日1次,5次为1个疗程。

(3)耳穴贴压治疗:取内鼻、外鼻、肾上腺、额、肺等耳穴。将耳郭常规消毒后,把王不留行贴附在小方块胶布中央,然后贴于上述耳穴上,每日自行按压3～5次,每次10分钟,3天后换耳穴。

(4)拔罐治疗:取太阳、肺俞、大椎穴。患者坐位,先用三棱针点刺双侧太阳、大椎和肺俞穴,再取口径1.5厘米玻璃罐,用闪火法拔所点刺穴位5～10分钟,隔日1次。

(5)药物涂搽治疗:取苍耳子40粒,轻轻捶破、放入清洁的小杯中,加香油30克,小火煮开,去苍耳子,待冷后,倒入小瓶中备用。用时以棉签饱蘸药油涂鼻腔,每日2～3次,2周为1个疗程。

12. 牙病引起头痛的中医治疗

牙齿及牙周疾病所产生的疼痛一般都在牙齿及牙周局部,但其中也有不少病例会出现程度不一的头痛,常位于病

侧的颌部、额部、面部，有时部位不定，交替出现。性质多为搏动样痛或钝痛、刺痛，且有阵发性加剧的倾向。这是因为牙齿病灶内的细菌及其经常释放的有害代谢产物刺激的结果。

(1)推拿治疗：患者取坐位，先揉摩患侧头面部，使肌肉放松。上牙痛者，按压头部手太阳、手少阳经穴，并较重地按压下关穴 3～5 分钟；下牙痛者，循下颌手阳明经穴按压 3～5 分钟。左侧牙痛者可按压右侧合谷穴 3～5 分钟，同时令患者深吸气后呼气；右侧牙痛则按压左侧合谷穴。

(2)针刺治疗：取下关、颊车、合谷、内庭穴。皮肤常规消毒后进针，中等强度提插捻转后留针 10 分钟，每日 1 次，重者 2 次。

(3)耳穴贴压治疗：取上颌、下颌、上屏尖、神门、额、牙痛点 1、牙痛点 2 等耳穴。耳郭常规消毒后，将王不留行贴附在小方块胶布中央，再贴于上述耳穴，每 1 小时按压 1 次，每次 5 分钟，3 天后更换取豆。

(4)拔罐治疗：取风池、大椎、颊车、下关穴。患者坐位，先用三棱针点刺风池穴和大椎穴后。取口径 1.5 厘米的玻璃罐，用闪火法拔点刺穴位 5 分钟。上牙痛者取口径 1.5 厘米的玻璃罐，用闪火法加拔下关穴 5 分钟；下牙痛者用同样方法加拔颊车穴 5 分钟。

(5)药浴治疗：取白芷 15 克，荜茇 20 克，高良姜 20 克，延胡索 20 克，罂粟壳 20 克。煎汤后熏浴双手，每次 10 分钟，每日 2～3 次。

(6)敷药治疗：取皂荚、青盐各适量。将皂荚内以青盐填充，烧存性，研为细末，敷贴于痛处。

(7)药物涂搽治疗：取生川乌、生草乌、荜茇各10克，白芷10克，细辛5克，冰片3克，放入250毫升白酒中浸泡10～14天，去渣。治疗时以棉签蘸药涂搽牙根部。

(8)药物含漱治疗：取细辛6克，川椒6克，露蜂房6克。加水煎煮去渣，待温含漱，3～5分钟吐去，一般连续含漱3～4日，每日2～3次。

(9)药物塞牙治疗：取没食子1粒，用开水浸泡5分钟，取出切为两半，取一半置牙痛处咬之，约过10分钟取出。

13. 耳部疾病引起头痛的中医治疗

耳部疾病中，化脓性中耳炎常常引起头痛。这是由于感冒、鼻和咽部急性炎症，以及急性传染病后，由化脓性细菌经咽鼓管侵入中耳所引起。急性中耳炎早期除耳内剧烈疼痛外，均有不同程度的头痛，并伴有发热和耳内阻塞感，如果病情进一步发展，头痛和耳内疼痛则更加剧烈，不少患者还有畏寒、高热、听力明显下降，耳鸣等症状。待到鼓膜溃破，流出脓液，诸症方逐渐好转。慢性中耳炎患者除有头痛外，常伴耳道流脓，听力减退等症状。一般发病缓慢，不少人反复发作，日久不愈，还严重影响记忆力。

(1)针刺治疗：取风池、听会、屏风、外关、合谷、足三里穴。常规进针后中等强度刺激，留针10分钟，每3分钟行针1次，每日1次，7次为1个疗程。

(2)耳穴贴压治疗:取肾、内耳、上屏尖、枕、外耳等耳穴。耳郭常规消毒后,将王不留行贴附在小方块胶布中央,贴压于患侧(或双侧)上述耳穴上,每天自行按压5～6次,每次10分钟,3天后重新更换。

(3)敷药治疗:取黄矾15克,海螵蛸1克,黄连1克,捣烂,绵裹如枣核大,塞耳中,每次10分钟,每日3次。

(4)药物吹耳治疗:取猪胆1个(含胆汁约60毫升),枯矾60克,青黛15克,冰片1.5克。将猪胆汁与枯矾混合,搅拌均匀,待阴干后再加入青黛、冰片,共研为细末备用。治疗时先用过氧化氢液冲洗耳内分泌物,再用棉签蘸干,吹入少许药末。每日1～2次。

(5)药物滴耳治疗:可取鲜生地黄适量,洗净、拭干,削去外皮的毛根及坑洼部分,再用盐水充分洗净,擦干后切成薄片,放入消毒过的研钵内捣成糊状,以4层消毒纱布包紧榨取汁过滤。每100克生地黄约取汁10毫升。每10毫升药汁加入冰片末0.1克,使成1%混合液。用时先以过氧化氢水清洗耳道,用消毒棉花拭干,然后滴入药液2～3滴,再在外耳道塞一小棉球,隔日1次。

14. 哪些中药汤剂可以治头痛

(1)四虫镇痛汤:蜈蚣2条,地龙、川芎、延胡索(醋制)各20克,全蝎5克,土鳖虫、白芷各10克,藁本、白附子(制)各10克,朱砂1克。蜈蚣、朱砂研末,余药水煎2次,取汁,每

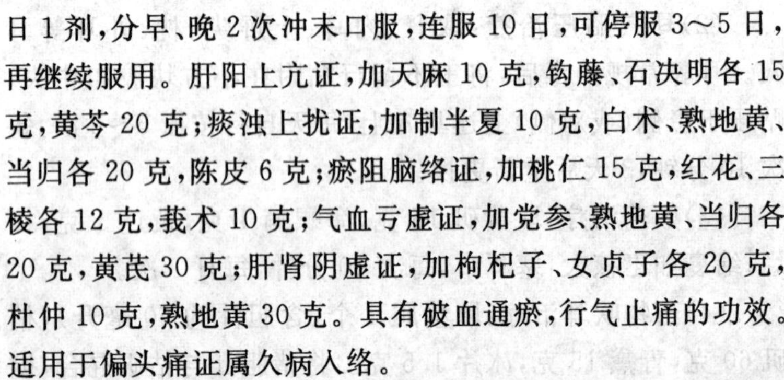

日1剂,分早、晚2次冲末口服,连服10日,可停服3～5日,再继续服用。肝阳上亢证,加天麻10克,钩藤、石决明各15克,黄芩20克;痰浊上扰证,加制半夏10克,白术、熟地黄、当归各20克,陈皮6克;瘀阻脑络证,加桃仁15克,红花、三棱各12克,莪术10克;气血亏虚证,加党参、熟地黄、当归各20克,黄芪30克;肝肾阴虚证,加枸杞子、女贞子各20克,杜仲10克,熟地黄30克。具有破血通瘀,行气止痛的功效。适用于偏头痛证属久病入络。

(2)三虫半夏白术天麻汤:全蝎3克,蜈蚣2条,僵蚕10克,天麻10克,钩藤15克,法半夏10克,炒白术10克,茯苓20克,白芍30克,川芎15克,生蒲黄10克,甘草6克。全蝎、蜈蚣研末,余药水煎2次,钩藤后下,生蒲黄包煎,共取汁350毫升,每日1剂,早、晚饭后冲末分服。具有祛痰熄风,通络止痛的功效。适用于偏头痛。

(3)通窍止痛汤:川芎30克,蔓荆子、白附子各10克,细辛3克,白芷10克,白芍15克,香附15克,丹参20克,甘草10克。水煎取药汁,每日1剂,分2次服,15日为1个疗程。情志刺激引起肝气郁结者,加柴胡12克;肝火偏盛、热象明显者,加牡丹皮、栀子、黄芩各10克;风阳偏盛者,加僵蚕、天麻各10克,钩藤20克;痰郁化热、口苦者,加半夏、枳实、竹茹各10克;病久痛甚、瘀血较重者,加全蝎、地龙各5克;夜间入眠困难者,加合欢皮10克,夜交藤30克;大便秘结者,加郁李仁10克,瓜蒌12克。具有疏肝祛风,通络止痛的功效。适用于偏头痛证属肝经风火者。

15. 治疗头痛的中成药

万宝油

药物组成:薄荷脑 254 克,樟脑 100 克,薄荷油 50 克,桉油 50 克,丁香酚 30 克,肉桂油 15 克,广藿香油 5 克,甘松油 1 克,浓氨溶液 5 克,血竭 1 克。

功效与用途:清凉,镇痛,驱风,消炎,抗菌。适用于伤风感冒,中暑目眩,胀风肚痛,头痛牙痛,筋骨疼痛,舟车晕浪,水火烫伤,蚊虫叮咬等所引起的不适。

用法与用量:外用,擦太阳穴或涂于患处。

川芎茶调丸

药物组成:川芎 120 克,白芷 60 克,羌活 60 克,细辛 30 克,防风 45 克,荆芥 120 克,薄荷 240 克,甘草 60 克。

功效与用途:疏风止痛。适用于风邪头痛,或有恶寒,发热,鼻塞。

用法与用量:饭后清茶送服,每次 3~6 克,每日 2 次。

六合定中丸

药物组成:广藿香、紫苏叶、香薷、木香、白扁豆(去皮)、檀香、茯苓、桔梗、枳壳(去心、麸炒)、木瓜、陈皮、山楂(炒)、

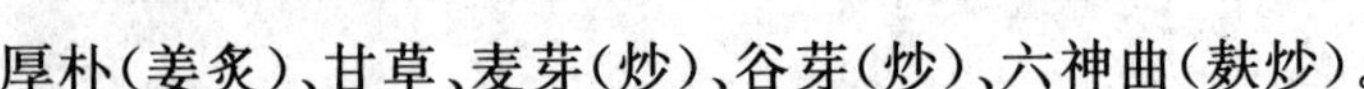

厚朴(姜炙)、甘草、麦芽(炒)、谷芽(炒)、六神曲(麸炒)。

功效与用途:祛暑除湿,和胃消食。适用于暑湿感冒,恶寒发热,头痛,胸闷,恶心呕吐,不思饮食,腹痛泄泻。

用法与用量:口服,每次 1 丸,每日 3 次。

六和茶

药物组成:岗梅 1 806 克,鬼羽箭 217 克,贯众 650 克,倒扣草 1 445 克,连翘 180 克,毛麝香 650 克,金银花 217 克,金锦香 217 克,荆芥 434 克,土茵陈 650 克,香薷 217 克,薄荷 650 克,地胆草 1 987 克,青蒿 2 168 克,木棉花 217 克,淡竹叶 650 克,苍术 217 克,栀子 217 克,布渣叶 180 克,夏枯草 1 734克,山楂 434 克,黄芩 217 克,水翁花 650 克,白茅根 542 克,甘草 217 克等。

功效与用途:清热祛湿,解暑消食。适用于感冒发热,头痛身倦,四肢不适,食滞饱胀。

用法与用量:用水送服,每次 18.8 克,每日 2～3 次。

六经头痛片

药物组成:白芷、辛夷、藁本、川芎、葛根、细辛、女贞子、茺蔚子、荆芥穗油。

功效与用途:疏风活络,止痛利窍。适用于全头痛、偏头痛及局部头痛。

用法与用量:口服,每次 2～4 片,每日 3 次。

天麻头痛片

药物组成:天麻、白芷、川芎、荆芥、当归、乳香(醋制)。

功效与用途:养血祛风,散寒止痛。适用于风寒头痛,血虚头痛,血瘀头痛。

用法与用量:口服,每次4～6片,每日3次。

天麻首乌片

药物组成:天麻、白芷、何首乌、熟地黄、丹参、川芎、当归、刺蒺藜、桑叶、墨旱莲、女贞子、白芍、黄精、甘草。

功效与用途:滋补肝肾,养血熄风,定眩止痛,乌须黑发。适用于肝肾不足所致的眩晕头痛,口苦咽干,耳鸣耳聋,视物昏花,神疲健忘,鬓发早白,舌红少苔,脉象弦细。脑动脉硬化,早期高血压,血管性头痛,溢脂性皮炎属上述证候者。

用法与用量:口服,每次6片,每日3次。

天舒胶囊

药物组成:川芎、天麻。

功效与用途:活血平肝。适用于血瘀所致血管神经性头痛。症见头痛日久,痛有定处,或兼头晕,夜寐不安,舌质暗或瘀斑。

用法与用量:饭后口服,每次4粒,每日3次;或遵医嘱。

太阳膏

药物组成：薄荷油 180 克，阿拉伯胶 160 克，骨质 640 克。

功效与用途：醒脑散热，祛风止痛。适用于感冒头痛，头昏目眩。

用法与用量：用水涂湿，贴于太阳穴或额上患处。

牛黄上清丸

药物组成：牛黄、薄荷、菊花、荆芥穗、白芷、川芎、栀子、黄连、黄柏、黄芩、大黄、连翘、赤芍、当归、地黄、桔梗、甘草、石膏、冰片。

功效与用途：清热泻火，散风止痛。适用于头痛眩晕，目赤耳鸣，咽喉肿痛，口舌生疮，牙龈肿痛，大便燥结。

用法与用量：口服，每次 1 丸，每日 2 次。

风热感冒颗粒

药物组成：板蓝根、连翘、薄荷、荆芥穗、桑叶、芦根、牛蒡子、菊花、苦杏仁、桑枝、六神曲。

功效与用途：疏风清热，利咽解毒。用于风热感冒，发热，有汗，鼻塞，头痛，咽痛，咳嗽，多痰。

用法与用量：口服，每次 1 袋，每日 3 次。

风寒咳嗽丸

药物组成:陈皮 100 克,法半夏 150 克,青皮 100 克,苦杏仁 100 克,麻黄 100 克,紫苏叶 100 克,五味子 100 克,桑白皮 100 克,甘草(蜜炙)100 克。

功效与用途:温肺散寒,祛痰止咳。适用于外感风寒,头痛鼻塞,痰多咳嗽,胸闷气喘,恶寒无汗。

用法与用量:口服,每次 6～9 克,每日 2 次。

风寒感冒颗粒

药物组成:麻黄、葛根、紫苏叶、防风、桂枝、白芷、陈皮、苦杏仁、桔梗、甘草、干姜。

功效与用途:解表发汗,疏风散寒。适用于风寒感冒,发热,头痛,恶寒,无汗,咳嗽,鼻塞,流清涕。

用法与用量:口服,每次 1 袋,每日 3 次。

加味银翘片

药物组成:金银花 80 克,连翘 160 克,忍冬藤 80 克,桔梗 100 克,甘草 80 克,地黄 100 克,淡豆豉 80 克,牛蒡子 100 克,淡竹叶 65 克,荆芥 65 克,栀子 65 克,薄荷 100 克。

功效与用途:辛凉透表,清热解毒。适用于外感风热,发热头痛,咳嗽,口干,咽喉疼痛。

用法与用量:口服,每次 4 片,每日 2～3 次。

加味藿香正气丸

药物组成:广藿香 150 克,紫苏叶 50 克,白芷 50 克,白术(炒)100 克,陈皮 100 克,半夏(制)100 克,厚朴(姜制)100 克,茯苓 50 克,桔梗 100 克,甘草 100 克,大腹皮 50 克。

功效与用途:解表化湿,理气和中。适用于外感风寒,内伤湿滞,头痛昏重,胸膈痞闷,脘腹胀痛,呕吐泄泻。

用法与用量:口服,每次 1～2 丸,每日 2～3 次。

叶 绿 油

药物组成:薄荷油 50 毫升,丁香油 50 毫升,桂皮油 30 毫升,薄荷脑 300 克,水杨酸甲酯(冬青油)200 毫升,桉叶油 50 毫升,冰片 50 克,樟脑 50 克。

功效与用途:芳香开窍,消疲提神,祛风除湿,理气止痛。适用于关节痛,神经痛,扭挫伤痛,伤风感冒引起的头痛及蚊虫叮咬痒痛,晕车、中暑和疖疮初起,小伤出血,轻度烫伤。内服驱除肠胃积气,止痛,止泻。

用法与用量:外用擦抹患处。

四季感冒片

药物组成:桔梗 167 克,紫苏叶 250 克,陈皮 167 克,荆芥 125 克,大青叶 167 克,连翘 167 克,甘草(炙)83 克,香附(炒)167 克,防风 125 克。

功效与用途:清热解表。适用于四季风寒感冒,特别适

用于体弱者，妊娠妇女因感冒引起的发热头痛，鼻流清涕，咳嗽口干，咽喉疼痛，恶心厌食等。

用法与用量：口服，每次3～5片，每日3次；或遵医嘱。

外感风寒颗粒

药物组成：桂枝120克，白芷120克，防风120克，柴胡120克，荆芥穗90克，羌活90克，白芍120克，葛根150克，桔梗90克，杏仁(炒)90克，甘草30克，生姜90克。

功效与用途：解表散寒，疏风(退热)止咳。适用于风寒感冒，恶寒发热，头痛项强，全身酸痛，鼻塞流清涕，咳嗽，苔薄白，脉浮。

用法与用量：开水冲服，每次12克，每日3次。

宁神灵冲剂

药物组成：柴胡333克，黄芩250克，大黄125克，半夏(制)250克，桂枝250克，甘草167克，龙骨333克，牡蛎333克。

功效与用途：疏肝开郁，镇惊安神。适用于头昏头痛，心烦易怒，心悸不宁，胸闷少气，惊厥抽搐，少寐多梦。

用法与用量：开水冲服，每次14克，每日2次。

扑感片

药物组成：地胆草600克，苍耳草400克，山葡萄800克，紫苏油0.2毫升，对乙酰氨基酚40克，马来酸氯苯那敏

0.7克。

功效与用途：辛温解表，疏散风寒。适用于风寒型感冒，流感所引起的头痛身酸、畏寒发热、喷嚏、流涕、咳痰稀白等症。

用法与用量：口服，每次4片，每日2～3次；或遵医嘱。

正气片

药物组成：土藿香油1.5克，紫苏油0.9克，木香300克，苍术200克，甘草100克，茯苓300克，陈皮200克，半夏(制)200克，厚朴(制)200克，鲜生姜200克。

功效与用途：发散风寒，化湿和中。适用于伤风感冒，头痛胸闷，吐泻腹胀。

用法与用量：口服，每次4片，每日3次。

玉叶解毒糖浆

药物组成：玉叶金花、金银花、菊花、野菊花、岗梅、山芝麻、积雪草。

功效与用途：清热解毒，生津利咽，辛凉解表，清暑利湿。适用于风热感冒，喉痹，发热头痛，咽喉肿痛，口干，咳嗽，小便短赤。防治暑热、时令感冒。

用法与用量：口服，每次20毫升，每日3次。

甘露茶

药物组成：麦芽(炒)70克，紫苏叶35克，青皮44克，广

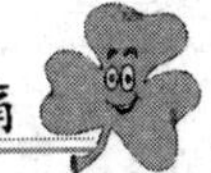

藿香70克，神曲(炒)70克，防风35克，青蒿70克，鸭脚木叶470克，山楂(炒)70克。

功效与用途：消暑散热，行气消食。适用于感冒头痛、发热，食滞。

用法与用量：煎服(原药材粗粉包装)或泡服(泡服用袋装药茶)，每次1包或1袋。

生茂午时茶

药物组成：广藿香24克，青蒿30克，白芷18克，甘草12克，川芎18克，山楂18克，独活18克，紫苏叶30克，厚朴18克，砂仁7.5克，大腹皮24克，麦芽18克，黄芩24克，枳壳12克，虫屎茶57克，陈皮24克，扁豆18克，石菖蒲18克，前胡24克，荷叶15克，羌活18克，干姜9克，防风9克，法半夏18克，香薷15克，葛根24克，桔梗18克，茯苓24克，苍术10.5克，五指柑360克，岗梅30克，柴胡9克。

功效与用途：消暑止渴，开胃进食。适用于感冒发热，腹痛呕吐，头痛头晕，湿热积滞。

用法与用量：煎服，每次1～2块，或泡服，每次1～2包(袋泡茶)。

白花油

药物组成：薄荷脑270克，樟脑130克，水杨酸甲酯310毫升，桉油140毫升，冰片50克，薰衣草油60毫升。

功效与用途：疏风止痒，理气止痛，消疲提神。适用于伤风感冒，头痛鼻塞，关节酸痛，扭伤等。内服驱肠胃积气，止痛。

用法与用量:外用,搽抹患处。

伤风停胶囊

药物组成:麻黄 606.1 克,荆芥 606.1 克,白芷 606.1 克,苍术(炒)606.1 克,陈皮 606.1 克,甘草 303.05 克(制成 1 000 粒)。

功效与用途:发散风寒。适用于外感风寒,恶寒发热,头痛,鼻塞,鼻流清涕,肢体酸重,喉痒咳嗽,咳嗽痰清稀,舌质淡红,苔薄白,脉浮紧,以及上呼吸道感染,感冒鼻炎等见上述证候者。

用法与用量:口服,每次 3 粒,每日 3 次。

伤风感冒冲剂

药物组成:防风 100 克,羌活 50 克,荆芥 100 克,白芷 14.5 克,桔梗 50 克,浙贝母 100 克,紫苏叶 100 克,陈皮 50 克,苦杏仁 100 克,薄荷油 0.5 克(制成 56 块)。

功效与用途:散风寒,发微汗。适用于伤风流涕,咳嗽头痛。

用法与用量:口服,每次 1 块,每日 2 次。

全天麻胶囊

药物组成:天麻。

功效与用途:平肝熄风止痉。适用于头痛眩晕,肢体麻

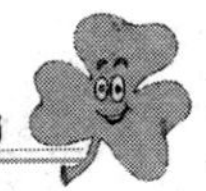

木，小儿惊风，癫痫抽搐，破伤风。

用法与用量：口服，每次 2～6 粒，每日 3 次。

地丁三味汤散

药物组成：苦地丁、龙骨（焖煅）、黑云香。

功效与用途：活血止痛。适用于血热，头痛。

用法与用量：口服，每次 3～5 克，每日 1～2 次。

安神健脑液

药物组成：人参、五味子（醋炙）、麦冬、枸杞子、丹参。

功效与用途：益气养血，滋阴生津，养心安神。适用于气血两亏、阴津不足所致的失眠多梦，神疲健忘，头晕头痛，心悸乏力，口干津少等症。

用法与用量：口服，每次 10 毫升，每日 3 次。

芎菊上清丸

药物组成：川芎、菊花、黄芩、栀子、蔓荆子（炒）、黄连、薄荷、连翘、荆芥穗、羌活、藁本、桔梗、防风、甘草、白芷。

功效与用途：清热解毒，散风止痛。适用于外感风邪引起的怕风发热，偏、正头痛，鼻塞，牙痛。

用法与用量：口服。水丸每次 6 克，每日 2 次；大蜜丸每次 1 丸，每日 2 次。

抗感冒颗粒

药物组成:金银花 30 克,连翘 30 克,黄芩 12 克,青蒿 18 克,荆芥 12 克,防风 12 克,桔梗 18 克,甘草 15 克,板蓝根 36 克。

功效与用途:疏风解表,清热解毒。适用于风热感冒,发热恶风,鼻塞头痛,咽喉肿痛。

用法与用量:开水冲服,每次 15～30 克,每日 3 次。

抗感胶囊

药物组成:金银花、赤芍、绵马贯众。

功效与用途:清热解毒。用于外感风热引起的发热,头痛,鼻塞,喷嚏,咽痛,全身乏力,酸痛等症。

用法与用量:口服。每次 2 粒,每日 3 次;小儿酌减或遵医嘱。

抗感清热口服液

药物组成:葛根、连翘、白芷、黄芩。

功效与用途:清热解毒,利咽消肿。适用于风热感冒,症见发热、有汗、头痛、鼻塞流涕、喷嚏、咳嗽、吐痰黄稠、咽痛、口渴、全身乏力。

用法与用量:口服,每次 10 毫升,每日 3 次。

杏苏二陈丸

药物组成:杏仁 100 克,紫苏叶 300 克,陈皮 300 克,前

胡200克，桔梗200克，茯苓200克，半夏(姜制)300克，甘草(炙)100克。

功效与用途：疏风解表，化痰止咳，理气舒郁。适用于风寒感冒、鼻塞头痛及外感风寒引起的咳嗽。

用法与用量：口服，每次6～9克，每日1～2次。

杏苏感冒冲剂

药物组成：杏仁100克，紫苏叶150克，陈皮150克，前胡100克，桔梗100克，茯苓100克，半夏(姜制)150克，甘草(炙)50克，紫苏叶油0.4毫升。

功效与用途：疏风散寒，化痰止咳。适用于风寒外感，鼻塞头痛，咳嗽多痰，胸闷。

用法与用量：开水冲服，每次15克，每日2次，重症加倍。

芩连片

药物组成：黄芩250克，连翘250克，黄连100克，黄柏400克，赤芍250克，甘草100克(制成1175片)。

功效与用途：清热解毒，消肿止痛。适用于脏腑蕴热引起的头痛目赤，口鼻生疮，热痢腹痛，湿热带下，疮疖肿痛。

用法与用量：口服，每次4片，每日2～3次。

补肝丸

药物组成：当归120克，川芎60克，白芍80克，地黄120

克，防风60克，羌活60克。

功效与用途：补血祛风。适用于肝血虚损兼感风邪所引起的头目眩晕，胁痛、头痛、肢体疼痛。

用法与用量：口服，每次9克，每日2次。

补脑丸

药物组成：当归75克，胆南星30克，酸枣仁（炒）120克，益智仁（盐炒）45克，枸杞子60克，柏子仁（炒）45克，龙骨（煅）30克，石菖蒲30克，肉苁蓉（蒸）60克，五味子（酒炖）45克，核桃仁60克，天竺黄30克，远志（制）30克，琥珀30克，天麻30克。

功效与用途：滋补精血，健脑益智，安神镇惊，化痰熄风。适用于迷惑健忘，记忆减退，头晕耳鸣，心烦失眠，心悸不宁，癫痫头痛，神烦胸闷。

用法与用量：口服，每次2～3克，每日2～3次。

参苏丸

药物组成：党参、紫苏叶、葛根、前胡、茯苓、半夏（制）、陈皮、枳壳（炒）、桔梗、甘草、木香、生姜、大枣。

功效与用途：疏风散寒，祛痰止咳。适用于体弱感冒，气短乏力，怕冷发热，头痛鼻塞，咳嗽痰多，胸闷恶心。

用法与用量：口服，每次6～9克，每日2～3次。

参茸天麻酒

药物组成：天麻321克，枸杞子31克，茯苓35克，鹿茸

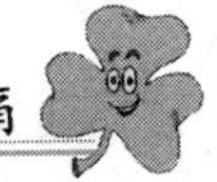

16 克，何首乌 27.5 克，人参 37 克，五味子 31 克。

功效与用途：补气益肾。适用于气虚肾亏，神经衰弱，眩晕头痛。

用法与用量：口服，每次 15 毫升，每日 2 次。

参德力糖浆

药物组成：檀香、玫瑰花。

功效与用途：强心，安神，止痛止泻。适用于异常胆汁质所引起的心悸，心胸疼痛，头痛头晕，胃痛腹泻等。

用法与用量：口服，每次 30 毫升，每日 3 次。

治感灵冲剂

药物组成：岗梅 650 克，金盏银盘 650 克，葫芦茶 650 克，忍冬藤 650 克，广东土牛膝 390 克，白茅根 390 克（制成 1 000 克）。

功效与用途：解毒清热，清咽利喉。适用于感冒发热，头痛，咽喉肿痛，咳嗽。

用法与用量：用开水冲服，每次 12～24 克，每日 2 次。

治感佳片

药物组成：山芝麻 1 080 克，穿心莲 750 克，葫芦茶 580 克，三叉苦 580 克，板蓝根 500 克，羌活 500 克，薄荷脑 2.5 克，对乙酰氨基酚 50 克，盐酸吗啉胍 12.5 克，马来酸氯苯那敏 0.666 克（制成 1 000 片）。

功效与用途：清热，解毒，解表。适用于温病初起，感冒发热头痛。

用法与用量：口服，每次4片，每日3次；小儿酌减。

贯黄感冒颗粒

药物组成：贯众209克，黄皮叶313克，路边青156克，三叉苦156克，生姜31克，马来酸氯苯那敏83毫克。

功效与用途：辛凉解毒，宣肺止咳。适用于风热感冒，发热恶风，头痛鼻塞，咳嗽痰多。

用法与用量：用开水冲服，每次10克，每日3次。

金牡感冒片

药物组成：金银花234克，牡荆根390克，贯众234克，三叉苦234克，葫芦茶234克，山甘草234克，薄荷油2毫升(制成1 000片)。

功效与用途：疏风解表，清热解毒。适用于外感风热，憎寒壮热，头痛咳嗽，咽喉肿痛。

用法与用量：口服，每次4片，每日3次；小儿酌减。

金青感冒颗粒

药物组成：金银花135克，大青叶135克，板蓝根80克，鱼腥草110克，薄荷135克，淡豆豉70克，淡竹叶70克，陈皮70克，甘草70克。

功效与用途：辛凉解表，清热解毒。适用于感冒发热，

头痛咳嗽，咽喉疼痛。

用法与用量：开水冲服，每次 7 克，每日 3 次；小儿酌减。

金青解毒丸

药物组成：金银花、陈皮、大青叶、淡竹叶、薄荷、荆芥、板蓝根、甘草、鱼腥草。

功效与用途：辛凉解表，清热解毒。用于感冒发热，头痛咳嗽，咽喉疼痛。

用法与用量：口服，每次 1～2 丸，每日 1～2 次。

金梅感冒片

药物组成：金盏银盘 1 000 克，三叉苦 840 克，南板蓝根 670 克，岗梅 670 克，白茅根 500 克，山白芷 340 克（制成 1 000 片）。

功效与用途：解表祛暑，清热解毒，利咽生津。适用于外感风热引起的发热，头痛，咽喉肿痛，咳嗽或夏季中暑发热等。

用法与用量：口服，每次 4～6 片，每日 3 次。

保 济 丸

药物组成：钩藤、菊花、蒺藜、厚朴、木香、苍术、天花粉、广藿香、葛根、茯苓、薄荷、化橘红、白芷、薏苡仁、神曲茶、稻芽。

功效与用途：解表，祛湿，和中。适用于腹痛腹泻，噎食嗳酸，恶心呕吐，肠胃不适，消化不良，舟车晕浪，四时感冒，发热头痛。

用法与用量：口服，每次 1.85～3.7 克，每日 3 次。

保济油

药物组成：桉叶油 50 克，水杨酸甲酯 370 克，茴香油 37 克，樟脑 150 克，桂皮油 3 克，冰片 10 克，薄荷脑 80 克，薄荷油 300 克。

功效与用途：驱风，止痛，提神。适用于伤风感冒，中暑头晕，舟车晕浪，头痛腹痛。皮肤瘙痒。

用法与用量：外用，涂擦额角、眉心、鼻下或患处。

复方丁香罗勒油(红花油)

药物组成：配制桂叶油、丁香罗勒油、水杨酸甲酯、血竭、黑油。

功效与用途：驱风镇痛。适用于感冒头痛等。

用法与用量：外用，涂搽患处。

复方香薷水

药物组成：皱叶香薷 1 000 克，歪叶蓝 100 克，广藿香 500 克，紫苏叶 500 克，厚朴 100 克，白豆蔻 150 克，木香 100 克，生姜 100 克，甘草 40 克。

功效与用途：解表化湿，醒脾和胃。适用于外感风寒，内伤暑湿，寒热头痛，脘腹痞满胀痛，恶心欲吐，肠鸣，腹泻。

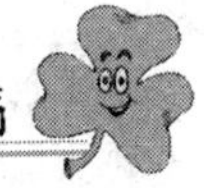

用法与用量:口服,每次 10～20 毫升,每日 3 次;小儿酌减。服时摇匀。

复方藿香片

药物组成:广藿香 400 克,紫苏叶 250 克,石菖蒲 250 克,陈皮 200 克,佩兰 250 克,鸡儿肠 400 克,生姜 250 克。

功效与用途:解表和中,芳香化浊。适用于感冒畏风寒,头痛胀重,体倦肢酸,脘腹不舒。

用法与用量:口服,每次 4～6 片,每日 2～3 次。

砂仁驱风油

药物组成:砂仁叶油、桉叶油、冬绿油、薄荷脑、薄荷油、樟脑。

功效与用途:祛风,行气,降逆,消炎,镇痛。适用于食滞不化,腹胀,胃痛,呕吐,伤风鼻塞,头晕头痛,中暑晕厥,风湿骨痛,神经痛,蚊虫咬伤等。

用法与用量:口服,每次 3～6 滴,每日 1～3 次;小儿酌减。外用,涂抹患处。

荆菊感冒片

药物组成:荆芥 99 克,菊花 66 克,桔梗 50 克,甘草 33 克,淡豆豉(炒)99 克,牛蒡子(炒)99 克,桑叶 99 克,淡竹叶 66 克,薄荷 66 克,钩藤 99 克,金银花 99 克,薄荷油 0.18 毫升,连翘 99 克(压制成 1 000 片)。

功效与用途：疏风清热，发表解肌。适用于伤风感冒，身热恶寒，头痛鼻塞。

用法与用量：口服，每次4～6片，每日3次。

香菊感冒颗粒

药物组成：藿香40克，香薷24克，野菊花40克，青蒿40克。

功效与用途：疏风解表，芳香化湿，清暑解热。适用于四时感冒，尤其对夏季感冒发热，头痛，胸闷无汗等更为适宜。

用法与用量：每次10～15克，每日3次，温开水冲服。

夏桑菊颗粒

药物组成：夏枯草500克，野菊花80克，桑叶175克（制成1 000克）。

功效与用途：清肝明目，疏风散热，除湿痹，解疮毒。适用于风热感冒，目赤头痛，高血压，头晕耳鸣，咽喉肿痛，疔疮肿毒等症，并可做清凉饮料。

用法与用量：口服，每次10～20克，每日3次。

桑姜感冒片

药物组成：桑叶300克，菊花120克，紫苏160克，连翘160克，苦杏仁160克，干姜100克（制成1 000片）。

功效与用途：散风清热，祛寒止咳。适用于感冒，咳嗽，

头痛,咽喉肿痛。

用法与用量:口服,每次3~4片,每日3次。

桑菊银翘散

药物组成:桑叶60克,菊花60克,金银花60克,连翘60克,川贝母60克,桔梗30克,薄荷40克,淡竹叶40克,荆芥40克,牛蒡子40克,苦杏仁40克,芦根60克,蝉蜕60克,僵蚕30克,滑石60克,绿豆60克,淡豆豉20克,甘草40克。

功效与用途:辛凉透表,宣肺止咳,清热解毒。适用于外感风热,憎寒壮热,头痛咳嗽,咽喉肿痛。

用法与用量:口服,每次10克,每日2~3次。

桑菊感冒片

药物组成:桑叶、菊花、连翘、薄荷油、苦杏仁、桔梗、甘草、芦根。

功效与用途:疏风清热,宣肺止咳。适用于风热感冒初起,头痛,咳嗽,口干,咽痛。

用法与用量:口服,每次4~8片,每日2~3次。

都梁丸

药物组成:白芷(黄酒100克,浸蒸)500克,川芎125克。

功效与用途:祛风散寒,活血通络。适用于风寒之邪引起的鼻塞不通,偏、正头痛,或伴寒热。

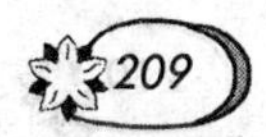

用法与用量:口服,每次1丸,每日3次。

清心明目上清丸

药物组成:黄连15克,黄芩15克,栀子(姜炙)15克,熟地黄15克,连翘15克,石膏15克,菊花15克,天花粉15克,薄荷15克,荆芥15克,刺蒺藜(去刺盐炙)15克,桔梗15克,赤芍15克,当归15克,麦冬15克,玄参15克,车前子(盐炙)15克,蝉蜕15克,陈皮15克,枳壳(麸炒)15克,甘草15克。

功效与用途:清热散风,明目止痛。适用于上焦火盛引起的暴发火眼,红肿痛痒,热泪昏花,云翳遮睛,头痛目眩,烦躁口渴,大便燥结。

用法与用量:口服,每次6克,每日2次。

清风油

药物组成:薄荷脑200克,薄荷油100毫升,水杨酸甲酯350克(制成1 000毫升)。

功效与用途:驱风,止痛。适用于伤风感冒,头晕,头痛,舟车晕浪,风湿骨痛,牙痛,蚊叮虫咬,皮肤瘙痒等。

用法与用量:外用。涂擦额角、眉心或患处。

清血八味胶囊

药物组成:寒水石(凉制)、栀子、紫草、瞿麦、土木香、石膏、牛黄、甘草。

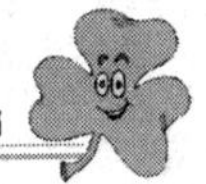

功效与用途:清血热。适用于血热头痛,偏头痛,三叉神经痛,口渴目赤,中暑。

用法与用量:口服,每次2～3粒,每日1～2次。

清眩丸

药物组成:川芎、白芷、薄荷、荆芥穗、石膏。

功效与用途:散风清热。适用于头晕目眩,偏、正头痛。

用法与用量:口服,每次1～2丸,每日2次。

清眩片

药物组成:川芎、白芷、薄荷、荆芥穗、石膏。

功效与用途:散风清热。适用于头晕目眩,偏、正头痛。

用法与用量:口服,每次4片,每日2次。

清凉油

药物组成:薄荷脑、薄荷油、樟脑油、樟脑、桉油、丁香油、桂皮油、氨水。

功效与用途:清凉散热,醒脑提神,止痒止痛。适用于伤暑引起的头痛,晕车,蚊虫叮咬。

用法与用量:外用,需要时涂于太阳穴或患处。

清热感冒冲剂

药物组成:紫苏叶300克,一枝黄花200克,马鞭草200克,土荆芥200克,爵床200克,枇杷叶200克,野甘草

200克。

功效与用途:清热解表,宣肺止咳。适用于伤风感冒引起的头痛,发热,咳嗽。

用法与用量:口服,每次1袋,每日2次。

清感丸

药物组成:狗肝菜1250克,山芝麻700克,大青叶1250克,葛根1250克,东风橘700克,白及350克,青蒿250克,防风125克。

功效与用途:祛风清热,解暑,止咳化痰,利咽喉。适用于感冒引起的发热,头痛,咽痛咳嗽,痰多等呼吸道感染。

用法与用量:口服,每次6克,每日3次;重症者加倍;儿童酌减。

维C银翘片

药物组成:金银花180克,连翘180克,荆芥72克,淡豆豉90克,淡竹叶72克,牛蒡子108克,芦根108克,桔梗108克,谷草90克,马来酸氯苯那敏1.05克,对乙酰氨基酚105毫克,维生素C 49.5克,薄荷油1.08毫升(制成1000片)。

功效与用途:辛凉解表,清热解毒。适用于流行性感冒引起的发热头痛,咳嗽,口干,咽喉疼痛。

用法与用量:口服,每次2片,每日3次。

菊花茶调散

药物组成:川芎200克,薄荷150克,荆芥200克,羌活

100 克，防风 75 克，细辛 50 克，白芷 100 克，甘草（蜜炙）100 克，菊花 100 克，僵蚕（麸炒）100 克。

功效与用途：清头明目，解表退热。适用于伤风感冒，偏、正头痛，鼻塞声哑。

用法与用量：茶水送服，取汗。每次 1 包，每日 2 次；小儿酌减。

强力感冒片

药物组成：金银花、牛蒡子、连翘、桔梗、薄荷、淡竹叶、荆芥、甘草、淡豆豉、对乙酰氨基酚。

功效与用途：辛凉解表，清热解毒，解热镇痛。适用于伤风感冒，发热头痛，口干咳嗽，咽喉疼痛。

用法与用量：口服，每次 2 片，每日 2～3 次。

搜风理肺丸

药物组成：荆芥穗 24 克，紫苏梗 36 克，薄荷 24 克，前胡 48 克，陈皮 72 克，苦杏仁（去皮炒）72 克，桔梗 72 克，枳壳（去瓤麸炒）72 克，旋覆花 72 克，竹茹 72 克，法半夏 48 克，瓜蒌子（蜜炙）96 克，黄芩 48 克，甘草 24 克。

功效与用途：清热解表，宣肺止咳。适用于外感风寒，肺失宣降引起的发热恶寒、头痛无汗、四肢酸软、鼻塞流涕、咳嗽痰多、胸闷喘急。

用法与用量：口服，每次 1 丸，每日 2 次。

散寒药茶

药物组成：高良姜、丁香、肉桂、芹菜籽、荜茇、草果、小茴香、欧缬草、肉桂子、小豆蔻、洋茴香、栀子。

功效与用途：调解寒性气质，养胃，助食，爽神。用于湿寒所致的消化不良，关节骨痛，腰腿痛，头痛神疲等。

用法与用量：口服，每次 5 克，每日 3～5 次，与茶叶混合后，开水沏泡或温火煨煮片刻均可，连服 30 天以上。

疏风散热胶囊

药物组成：金银花 68.5 克，连翘 137.0 克，忍冬藤 68.5 克，桔梗 82.2 克，薄荷 82.2 克，牛蒡子 82.2 克，地黄 82.2 克，淡竹叶 54.8 克，荆芥 54.8 克，栀子 54.8 克，淡豆豉 68.5 克，甘草 68.5 克。

功效与用途：清热解毒，疏风散热。适用于风热感冒，发热头痛，咳嗽口干，咽喉疼痛。

用法与用量：口服，每次 3～4 粒，每日 3 次；小儿酌减。

葛蒡合剂

药物组成：葛根 182 克，牛蒡子 182 克，荆芥 91 克，薄荷 91 克，金银花 182 克，连翘 182 克，蝉蜕 91 克(制成 1 000 毫升)。

功效与用途：辛凉透表。适用于风热感冒，头痛发热，咳嗽咽痛及麻疹初期或出疹不透。

用法与用量：口服，每次5～10毫升，每日3次。

感冒灵冲剂

药物组成：三叉苦491克，金盏银盘327克，野菊花246克，岗梅736克，咖啡因0.4克，对乙酰氨基酚20克，氯苯那敏（扑尔敏）0.4克，薄荷油0.2毫升（制成1000克）。

功效与用途：解热镇痛。适用于感冒引起的头痛，发热，鼻塞，流涕，咽痛等。

用法与用量：开水冲服，每次10克，每日2次。

感冒解热冲剂

药物组成：麻黄、羌活、石膏、菊花、防风、葛根、白术、生姜、钩藤。

功效与用途：疏风清热。用于伤风感冒所致的发热，头痛，项强，恶风无汗，周身酸重等症。

用法与用量：开水冲服，每次1～2袋，每日3次；或遵医嘱。

感特灵胶囊

药物组成：黄芩375克，柴胡250克，贝母75克，细辛25克，大青叶250克，板蓝根250克，牛黄38克，对乙酰氨基酚50毫克，马来酸氯苯那敏0.75克，咖啡因0.75克。

作用与用途：清热解毒，清肺止咳。适用于感冒初期引起的咳嗽，流清涕，头痛目眩等。

用法与用量：口服，每次2～4粒，每日3次；小儿酌减。

藿 香 水

药物组成：广藿香375克，陈皮250克，茵陈125克，白芷125克，紫苏叶125克，桔梗250克，白术250克，乌药250克，甘草250克，茯苓125克，半夏250克(制成4000毫升)。

功效与用途：解表化湿，理气和中。适用于外感风寒，内伤湿滞，寒热头痛，吐泻，胸膈满闷，脘腹疼痛诸症，尤宜于暑月感寒伤湿，脾胃失和引起的上述各症。

用法与用量：口服，每次10～20毫升，每日3次；儿童酌减。

藿香正气水

药物组成：苍术、陈皮、厚朴(姜制)、白芷、茯苓、大腹皮、生半夏、甘草浸膏、广藿香油、紫苏叶油。

功效与用途：解表化湿，理气和中。适用于暑湿感冒，头痛身重胸闷，或恶寒发热，脘腹胀痛，呕吐泄泻。

用法与用量：口服，每次半支～1支，每日2次，用时摇匀。

丁香风油精

药物组成：桉油460克，丁香酚150克，薄荷脑120克，樟脑10克，香精油100克，叶绿素1克(制成1000毫升)。

功效与用途：清凉散热，止痛止痒。适用于感冒头痛，

蚊虫蜇咬,晕船晕车,亦可用于龋齿止痛。

用法与用量:外用,涂擦于太阳穴或患处,每日 2～3 次,治疗龋齿痛时,可以小棉球蘸风油精,嵌入蛀内。

风 油 精

药物组成:薄荷脑、水杨酸甲酯、樟脑、桉油、丁香酚。

功效与用途:清凉,止痛,驱风,止痒。适用于蚊虫叮咬及伤风感冒引起的头痛,头晕,晕车不适。

用法与用量:外用,涂擦于患处;口服,每次 4～6 滴。

正 天 丸

药物组成:钩藤、白芍、川芎、当归、地黄、白芷、防风、羌活、桃仁、红花、细辛、独活、麻黄、附片、鸡血藤。辅料为药用炭、淀粉、单糖浆、虫白蜡。

功效与用途:疏风活血,养血平肝,通络止痛。适用于外感风邪,瘀血阻络,血虚失养,肝阳上亢引起的偏头痛、紧张性头痛、神经性头痛、颈椎病型头痛、经前头痛。

用法与用量:饭后服用,每次 6 克,每日 2～3 次,15 天为 1 个疗程。

不良反应:个别病例服药后丙氨酸氨基转移酶轻度升高,偶有口干、口苦、腹痛及腹泻。

七叶神安片

药物组成:三七叶总皂苷。辅料为淀粉、可压性淀粉、碳酸钙、乳糖、羟丙基甲基纤维素、硬脂酸镁、糊精(胃溶型)包衣粉。

功效与用途:益气安神。用于心气不足,失眠,心悸所致的头晕、头痛。

用法与用量:口服。每次 1～2 片,每日 3 次;饭后服或遵医嘱。

复方羊角胶囊

药物组成:羊角、制川乌、川芎、白芷。

功效与用途:平肝,镇痛。用于偏头痛、血管性头痛、紧张性头痛,也可用于神经痛。

用法与用量:口服,每次 3 粒,每日 2～3 次。

16. 治疗头痛单验秘方

方 1:夏枯草 90 克,香附 60 克,甘草 120 克。共为细末,每次 4.5 克,每日 2 次,白开水冲服。治前额及眉棱骨痛。忌食辛辣。

方 2:菊花 6～10 克,决明子 10 克。开水冲泡,代茶饮。治肝阳上亢头痛。

方 3:藁本、杭菊、白芍各 12 克,川芎、荆芥、蔓荆子各 9 克,生地黄 18 克,甘草 6 克。水煎服,每日 1 剂。

方 4:桑叶 9 克,菊花 9 克,川芎 9 克,白英 9 克,川椒 6 克,生石膏 30 克,细辛 3 克。水煎服,每日 1 剂,连服 3～5

剂。治偏头痛。

方5:石决明30克,杭菊9克,刺蒺藜9克,川芎9克,钩藤15克。水煎服,每日1剂,连服3～5剂。治偏头痛。

方6:生川乌21克,南星15克。共研末,每次3克,白开水冲服,每日1次。治偏头痛。

方7:山羊角(锉末)1个,明天麻10克,川芎9克。水煎服。

方8:全蝎、地龙、甘草各等份。共为末,每服3克,早晚各1次。

方9:川芎12克,白果5个,茶叶3克,葱白3根。水煎服。

方10:川芎15克,蔓荆子6克,红花15克,当归30克。共为细末,每次6克,每日2次,温开水送服。

方11:茺蔚子15克,白芷12克,地龙9克,川芎9克,全蝎4.5克,蕲蛇15克。共为末,每服6克,每日2次。治偏头痛。

方12:川芎、蔓荆子各10克。水煎服。

17. 如何药熨治疗头痛

方1:取晚蚕沙300克,与适量米酒调匀,炒热用布包好,趁热熨头部,冷则再炒再熨,每日1～2次,每次15～20分钟,连续熨3～5天。适用于热症头痛、风湿头痛。

方2:取嫩柏树果50克,食盐100克。共捣烂,放入锅内炒，趁热敷于患者痛侧头部，每日 2～3 次，连敷 5～7 天。适用于偏头痛。

方 3：取当归、川芎、党参、附子、食盐各等份。共研粗末，炒热，用布包熨患处，凉后再炒再熨，每日 1 次，每次 10 分钟。适用于气血虚弱引起的头痛绵绵，头昏目眩，突然坐起站立时加重，平卧低头时减轻，面色苍白或萎黄，唇甲不华，少气乏力，严重时心悸，记忆力减退等，临床用之，每获良效。

方 4：取川芎 15 克，香白芷 30 克，荆芥、薄荷、葱白（切碎）各 15 克。共研粗末，炒热后布包熨患处，凉则再炒再熨，每日 1 次，每次 5～15 分钟。

方 5：取川楝子 4 粒，麝香止痛膏 1 张。川楝子去壳捣黏，做成 2 粒小丸，分别放在 2 块半张膏药上。贴在两侧太阳穴处，并用热水袋熨。适用于偏头痛。

方 6：取芥菜籽末 15 克，用温水调成稠糊状，填神阙穴中，隔衣以壶盛热水熨脐部，良久汗出即解。适用于疫症初发但觉头痛。

方 7：取皂角刺 3 克研末，拌入 0.5 克麝香，置痛处，另炒盐用布包，熨之，冷则易。适用于偏、正头痛。

方 8：取附子 30 克，粗盐 100 克，捣碎炒热，熨两侧太阳穴及头部疼痛处，至头痛缓解。亦可用荞麦粉 500 克，用上法热熨。

方 9：取生乌头、生南星、生白附子各等份。共研细末，每用 30 克，以葱白（连须）7 茎，生姜 15 克，切碎捣如泥，入药末和匀，用软布包好蒸热，包熨痛处，其效颇速，痛可缓

解。用上法熨阿是穴和患病神经走向有关的俞穴，每日 2～3 次，每次 20～25 分钟。适用于寒瘀阻滞型三叉神经痛。

方 10：取艾叶，以帛夹住，包头上，揉如绵。用熨斗熨艾，令热气入内，良久即愈。

方 11：取川楝子用酒炒，入包裹内，熨之，左侧痛熨左，右侧痛熨右，不数次，便已除根。适用于偏头痛。

方 12：取生姜适量，切成 0.1 厘米许薄片，煨热，推熨前额及太阳穴。姜片冷即更换，每日 2 次，每次 20 分钟左右。适用于风寒头痛。

方 13：取荞麦粉适量，炒烫，装入布袋，扎紧袋口，推熨太阳穴及痛处。冷即更换，以疼痛缓解为度。适用于风寒头痛，对偏头痛尤佳。

方 14：取尖底熨引器，装满热水。熨引合谷、曲池、风池、太阳、百会等穴。

方 15：取生艾叶 150 克，生鸡蛋清 1 枚，银屑适量（1 次量）。将艾叶捣成绒后加清水少许，入瓷碗煨沸，纳入鸡蛋清用银屑（或小银器代替）搅匀，趁热用纱布包裹热熨患处，每次熨 30 分钟，每日 2 次，用至疼痛消失为止。适用于偏头痛，一般 2 日后痛减，5 日痊愈，效佳。治疗期间忌烟酒，避风寒。

方 16：取生乌头（川、草乌均可）、生南星、生白附子各等份，共研为细末，过筛，每 30 克药粉，用大葱 50 克，鲜生姜 15 克，共捣烂如泥，纱布包好，蒸热备用。熨阿是穴和患病的神经皮肤相关俞穴。

18. 如何敷贴治疗头痛

方1:取胡椒30克,百草霜30克,葱白适量。胡椒研为极细末,加入百草霜混匀,装瓶收贮。用时取药末6克与葱白一同捣烂成泥状,敷于脐部,外用消毒纱布覆盖,再用胶布固定。并让患者吃热粥,覆被而卧,以助发汗而痛止。具有散寒止痛的功效。适用于风寒型头痛,症见头痛时作,痛连项背,恶风畏寒,遇风尤剧,口不渴,苔薄白,脉浮。

方2:取川芎0.5克,白芷0.5克,石膏1克。3味共研细末,填敷于脐孔中,外用伤湿止痛膏固定。具有祛风止痛的功效。适用于头痛。

方3:取白附子3克,川芎3克,研为细末。将葱白1段捣成泥状,加入白附子川芎末调匀,摊在纸上,贴于两侧太阳穴。适用于风寒头痛。

方4:取生川芎、白芷、麻黄各2克。同研为细末,与大葱共捣为泥,敷两侧太阳穴。适用于风寒头痛。

方5:取生川乌、南星各等份。共研细末,用鲜大葱汁或鲜姜汁调成糊状,敷两侧太阳穴。适用于风寒头痛。

方6:取荜茇3克,细辛8克,干姜10克。共研细末,用酒调为糊状,敷于头部痛处。适用于虚寒头痛。

方7:取大黄9克,芒硝9克,生石膏15克。共研末,醋调为糊状,敷于前额。适用于热盛头痛。

方8:取山豆根10克,白芷10克,薄荷6克,栀子10克。

共研细末,用浓茶调匀,敷于前额。适用于热盛头痛。

方 9:取全蝎 9 克,地龙 9 克,五倍子 12 克,生南星 15 克,生半夏 15 克,白附子 15 克,木香 9 克。共研细末,每次用药末适量,并加入 1/2 的面粉,用酒调成两个药饼,敷太阳穴。适用于三叉神经痛。

方 10:取决明子 60 克,石决明 10 克。研末,以浓茶汁调成糊状,敷两侧太阳穴。适用于肝风头痛。

方 11:取吴茱萸 20 克,研末,醋调,临睡时敷两足涌泉穴,用纱布固定,次日起床时去除。适用于高血压头痛。

方 12:取川乌 6 克,草乌 6 克,薄荷 1 克,细辛 1 克,生石膏 12 克,胡椒 1 克。共研细末,白酒调为糊状,敷太阳穴。适用于偏头痛。

方 13:取生姜适量。将生姜在火内煨热,切成 4 片,贴敷于前额及太阳穴,以手帕束之,凉则更换,每次 15～20 分钟,每日 2 次,3～5 天为 1 个疗程。具有祛风散寒止痛的功效。适用于风寒头痛。

方 14:取羌活 45 克,独活 45 克,赤芍 30 克,白芷 20 克,石菖蒲 18 克,葱白 5 根。前 5 味共研细末,葱白加水煎取浓汁,加入药末调和成膏状,贴敷于太阳、风池、风府穴上,胶布固定,每日换药 1 次。具有清热凉血,祛风止痛的功效。适用于头痛。

方 15:取川芎 3 克,白芷 3 克,大葱 15 克。前 2 味研成细末,再与大葱共捣如泥,敷贴于太阳穴。具有祛风散寒止痛的功效。适用于风寒头痛。

方 16:取川芎 3 克,花椒壳 3 克,薄荷脑 1 克,葱白适量。

前2味研成细末，然后加入薄荷脑研碎和匀，再将葱白捣碎绞取汁液，与药末和匀制成药饼2个，将药饼贴敷于两侧太阳穴，外用胶布固定，通常敷药10分钟后症状减轻，4小时后取掉药饼。具有祛风止痛的功效。适用于头痛。

19. 如何熏蒸治疗头痛

方1：取白芷4.5克，蝉蜕3克，藁本4.5克，桔梗6克，薄荷3克，橘络3克。以上6味加水煎汤，去渣待温，先熏蒸后洗浴头部。具有散风止痛的功效。适用于头目昏胀疼痛。

方2：取吴茱萸120克。加水5 000毫升，煎煮至3 000毫升，去渣，先熏蒸后洗浴头部，每日2次。具有温中散寒，疏肝止痛的功效。适用于寒凝头痛。

方3：取川芎15克，晚蚕沙30克，僵蚕20～30只，香白芷15克。将上药加水1 000毫升，煎至600毫升，去渣。用厚纸将砂锅口封住，再视疼痛部位大小，在盖纸中心开一孔，令患者将痛处对准纸孔。若全头痛者，头部对准砂锅口（双目紧闭或用毛巾包住），再用一大毛巾罩住头部，以热气熏蒸，每次10～15分钟，待温度适宜后，用药液洗痛处，每日2次，一般3～7日痊愈或显效。具有祛风散寒，通络止痛的功效。适用于风热头痛及其他各种头痛。因肿瘤、外伤等器质性病变引起的头痛忌用。

方4：取黄烟叶50克。将药水煎后去渣，趁热先熏蒸后洗浴前额和两侧太阳穴，一般1次见效。具有止痛的功效。

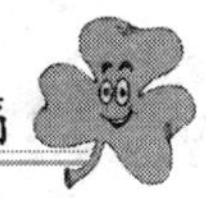

适用于急性头痛。

方5:取川芎30克,当归30克,荆芥60克,白芷10克,细辛10克。将上药水煎后去渣,趁热熏蒸头面部,待药液温度适宜时再洗头部,每日2次,一般用药1～3日即痊愈或显效。具有活血通络,祛风止痛的功效。适用于血虚头痛兼外感。

方6:取生川乌10克,生草乌10克,生南星10克,羌活10克,独活10克,防风10克,麻黄10克,细辛10克,川芎15克,白芷15克,晚蚕沙40克,油松节40克,僵蚕30克,生姜25克,川椒6克,连须葱白5根,白酒100毫升。将川乌、草乌、生南星、松节、僵蚕放入砂锅内加水6碗,煮沸30分钟后;再加入羌活、独活、防风、白芷、麻黄、细辛、晚蚕沙、川芎煮沸10分钟,去渣;用前将葱白、生姜、白酒加入,用厚纸将砂锅口封住,视疼痛部位大小,将盖纸中心开一孔,令患者痛处对准纸孔熏蒸。全头痛者,将头部对准砂锅口(双目紧闭或用毛巾包住),再用一块大毛巾罩住头部,以热气熏蒸头部,待头部出汗再熏2～3分钟;药液不烫手时,用药液洗头;洗后用毛巾擦干,再用一块干毛巾将头全部裹住,蒙头盖被取汗,每日1～2次。具有祛风除湿,散寒活血,通络止痛的功效。适用于慢性头痛。

20. 如何药浴治疗头痛

方1:冬桑叶30克,黄菊花15克,薄荷30克,栀子10

克，独活 6 克，天麻 6 克。以上 6 味加水 1 000 毫升煎煮 15 分钟，去渣取汁，温洗头部。具有散风清热，清肝通络的功效。适用于风热头痛。

方 2：荠草适量，加水适量煎汤，去渣，温洗头部；避免药浴液流入眼中。具有祛风、止痛的功效。适用于头风久痛。

方 3：蔓荆子 6 克，附子 2 枚，白酒 500 毫升。前 2 味置容器中，加入白酒密封，浸泡 14 天后去渣即成。每日洗头 1～2 次，须发即长，头痛即愈，不效可再制再用。具有温阳祛风，通经和血的功效。适用于头发脱落，偏、正头痛等。

方 4：石膏 300 克，栀子仁 90 克，竹叶 30 克，甘菊花 90 克，葱白 50 克。将石膏捣碎。以上 5 味加水 3 000 毫升煎煮成 1 500 毫升，去渣放入有嘴瓶中，淋于头顶上。具有清热解毒，止痛除烦的功效。适用于头痛。

方 5：薄荷 6 克，防风 4.5 克，白芷 6 克，粉葛根 4.5 克，炒蔓荆 6 克，川芎 6 克，桑叶 3 克。以上 7 味加水适量，煎汤，去渣温洗头部。具有活血、祛风、止痛的功效。适用于头痛偏于前额者。

方 6：薄荷 6 克，防风 6 克，白芷 6 克，紫苏叶 3 克，明天麻 6 克，藁本 6 克，甘菊 6 克。以上 7 味加水适量，煎汤，去渣，温洗头部。具有化风清上的功效。适用于头痛头晕。

方 7：香白芷 6 克，防风 4.5 克，葛根 4.5 克，天麻 3 克，金银花 6 克，生石膏 10 克，川椒 3 克，乳香(研细)3 克。以上 8 味加水适量，煎汤，去渣，温洗头部。具有祛风除湿，清热镇痛的功效。适用于前额头痛。

方 8：防风 10 克，川芎 6 克，白芷 6 克，薄荷 3 克，桑叶 6

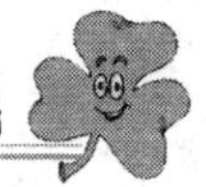

克，甘菊 4.5 克，天麻 3 克。以上 7 味加水适量，煎汤，去渣，温洗头部。具有祛风清上的功效。适用于偏、正头痛，头目昏重。

方 9：霜桑叶 4.5 克，防风 4.5 克，天麻 3 克，薄荷 3 克，青连翘 4.5 克，金银花 3 克，生石膏 10 克，川椒 2 克。以上 8 味加水煎汤，去渣，洗浴头部。具有清热祛风的功效。适用于风热头痛。

21. 足浴如何治疗头痛

方 1：取党参 50 克，白术 40 克，熟地黄 30 克，山茱萸 40 克，枸杞子 50 克，当归 30 克，赤芍 30 克。煎水取汁，泡脚。一般的内伤头痛，每天泡脚 1 次，每次 40 分钟，多于晚间睡觉前进行；症状严重者每天可泡脚 2 次，每次 30 分钟，上午和晚间各泡 1 次；根据患者的疗效情况，每次泡脚的时间可作适当调整；一般来说，泡脚时间适当长一些为好。具有补气养血，益肾滋肝的功效。适用于气血亏虚型头痛。

方 2：取法半夏 50 克，白术 50 克，陈皮 25 克，生姜 50 克，蔓荆子 20 克，刺蒺藜 30 克。煎水取汁，泡脚，方法同前。具有健脾化湿，降逆止呕的功效。适用于痰浊头痛。

方 3：取钩藤 50 克，栀子 25 克，桑寄生 25 克，石决明 100 克，黄芩 50 克，牛膝 50 克，赤芍 50 克，红花 20 克。煎水取汁，泡脚，方法同上。具有平熄肝风，清泻肝火的功效。适用于肝阳上亢型头痛。

方4:取桃仁50克,红花30克,赤芍30克,川芎20克,五灵脂20克。煎水取汁,泡脚,方法同上。具有活血化瘀,通络止痛的功效。适用于瘀血头痛。

22. 如何用药枕治疗头痛

药枕疗法是将具有挥发性、芳香性的天然药物置于枕心中,做成药枕,让患者睡眠时垫于头项下,以达到治病养生的目的。药枕疗法具有芳香开窍、怡神醒脑、安神益智、调养脏腑、养元强身、清肝明目、宣肺化痰、疏通经络和调整阴阳的功效。药枕疗法可通过机械刺激的治疗作用及药物的功效,激动颈部的皮肤感受器、血管或神经干,调整其抑制和兴奋过程,调节血管及神经的功能。药枕疗法可使就寝的枕具、气味等局部小环境发生一些改变,从而使患者的身心状态发生改变,对患者起到良好的心理调节作用。药枕的药味主要作用于头、颈部,通过头、颈部皮肤的渗透、吸收,通过嗅觉器官、鼻黏膜、口腔黏膜、经络、穴位等深入腠理、脏腑,以达周身,发挥药物的归经,达到治疗疾病的作用。由于人每天有近1/3的时间在睡眠中度过,所以通过枕心中特殊药物所散发出的气味,随呼吸进入体内,产生治疗效果。它对高血压引起的头痛最佳,对其他头痛伴有失眠症状的效果也较好。

方1:吴萸枕:取吴茱萸叶2 000克,蒸热,装入枕心中,做成药枕,让患者睡眠时头枕药枕。具有祛寒止痛的功效。

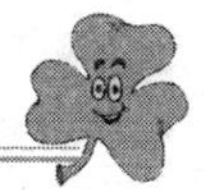

适用于风寒头痛。

方2:菊花川芎枕:取菊花1 000克,川芎400克,牡丹皮200克,白芷200克,竹叶500克。以上5味共研细末,装入枕心中,做成药枕,让患者睡眠时头枕药枕,可持续用半年以上。具有祛风散寒,活血止痛的功效。适用于头痛。

方3:决明菊花枕:取决明子1 000克,菊花1 000克。2味共研细末,装入枕心中,做成药枕,让患者睡眠时头枕药枕。具有清热止痛的功效。适用于风热头痛。

方4:双决明枕:取石决明1 000克,决明子1 000克。2味共研细末,装入枕心中,做成药枕,让患者睡眠时头枕药枕。具有清热止痛的功效。适用于风热头痛。

使用药枕的注意事项:①由于患者头部直接放于药枕之上,部分患者开始可能不适应中草药的芳香气味,可在药枕之上放置一层薄棉枕或多放几层枕巾。②夏天容易出汗,注意经常晾晒药枕以免发霉。③药枕植物油容易挥发,导致药效减低,应每3个月或6个月更换1次。

23. 怎样用鼻疗法治疗头痛

鼻疗法是一种通过药物塞、滴鼻而使头痛缓解,甚至消除的外治法。

“头痛塞鼻散”:川芎、白芷、炙远志各30克,细辛7.5克,冰片10克。共研极细末,瓶装室贮,勿泄气。用法:以绸布或的确良布一小块,包少许药末,塞入鼻孔,右侧头痛塞左鼻，左头痛塞右鼻，一般塞3～5分钟后，头痛即逐渐消失。

偏头痛：可用雄黄、细辛末各5克。雄黄先用米醋和萝卜叶煮2小时，晒干后研细，与细辛末和匀，用少许搐入鼻中(1料可用70～80次)，每日2～3次；或干地龙、乳香各等份，研细末，置于纸上，做成纸捻子，烧着近鼻，令闻烟气。白芷6克，冰片3克，共为细末，每次适量，吹入鼻内。

三叉神经痛：可用细辛、胡椒或川椒各10克，干姜6克，白酒15～30毫升。加水煮沸，用喇叭形纸将药液蒸气吸入鼻腔，每次10分钟，每日2次。

用大蒜、鲜墨旱莲、鲜薄荷、鲜白槿花捣汁滴鼻。对外感、内伤头痛均有一定作用。

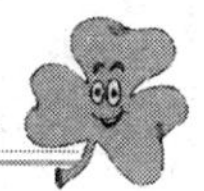

六、头痛患者的饮食调养

1. 易引起头痛的食品及化学物质有哪些

(1)盐:食盐会引起体内激素(如肾上腺素、去甲肾上腺素等)发生反应,高盐饮食会导致周期性偏头痛或者引起血管性头痛。

(2)酒:酒的主要成分乙醇可通过血液循环进入大脑,损伤脑动脉内膜,刺激脑干神经元兴奋及递质释放,从而诱发或加重头痛。中医学认为,饮酒过度容易损伤脾胃,脾失健运,痰湿内生,阻遏清阳则引起痰湿头痛;若痰湿内蕴化火,上扰清阳则引起肝火头痛;火盛伤阴,致使阴血亏虚,又可导致血虚头痛。因此,饮酒可加重病情,故头痛者应戒酒。

(3)脂肪:高脂肪饮食可引起脂肪代谢紊乱,导致脑动脉硬化,从而引起脑血管功能异常,诱发偏头痛的发作。

(4)高酪胺食物:由于头痛的发生与血小板内单胺氧化酶活性下降有关,食用高酪胺食物(如奶酪、熏鱼等)后,其氨基酸不易被分解,反而促进前列腺素合成,从而引起颅外

血管强烈扩张和炎症反应，诱发头痛。

(5)亚硝酸盐、5-羟色胺含量高的食物：亚硝酸盐、5-羟色胺等成分都能影响机体而产生头痛，如火腿中含有亚硝酸盐，能引起脑血管扩张；海产品、蛋类、牛奶、巧克力、乳酪、啤酒、咖啡、橘子、茶叶、番茄等进入人体后会产生5-羟色胺，导致颅脑血管舒缩功能的失调，而致头痛。

(6)茶：多饮浓茶会使心率加快，小动脉痉挛，从而加重头痛。

(7)辛辣、刺激食物：辛辣之品可刺激机体产生热能，加快血液流速，使头痛加重，故在平时应少食或忌食辣椒、辣油、姜、咖喱、芥末、胡椒等辛辣刺激性食品。

(8)腥发食物：头痛患者应控制虾、蟹等腥发食物，以免加重头痛。

(9)味精：一般约有1/4的人会在味精接触嘴唇之后20分钟左右，就发生头痛、脸部紧绷的症状。

(10)代糖：和某些头痛有关。毒物学家长期以来一直对代糖的使用有相当争议，因为它的成分包括“苯丙氨酸”。这种化学物质可能会对某些敏感者造成脑部的伤害，有些痉挛现象也被认为与之有关。

(11)亚硫酸盐：用于餐馆的沙拉和海鲜蚌类餐点的保鲜，在红白葡萄酒中也有。如果有过敏的病症，葡萄酒中的亚硫酸盐可能会令人过敏，特别是如果同时又暴露在花粉或其他过敏源之下，过敏的症状可能会更加严重。

(12)安息酸和柠檬黄：为一种食用的色素，通常列为黄色五号也可能造成偏头痛。

(13)环境中的化学物质：如果一上班就头痛，但到了周末就痊愈，问题可能不是出在压力上，可能是办公室中化学物质的影响。通常化学物质引起的头痛在暴露于化学物质之下1～4小时会发生，这是鉴别头痛一个很好的指标。平时注意避免接触诸如油漆和清洁剂、甲醛、氨水、杀虫剂和柴油、废气等化学物质，就能够降低头痛发生的概率。

2. 头痛为什么不宜饮酒

在日常生活中，饮酒者在大量饮酒后常常会出现头痛。实验结果表明，饮酒会降低脑血流量，而脑血流量的降低，会引起脑内乳酸、氧离子、钾离子、腺苷、前列腺素及儿茶酚胺类物质堆积，这些物质本身就是致痛物质，并且这些物质还会引起脑血管扩张。啤酒、米酒及果酒等富含胺，胺类物质会刺激交感神经末梢释放肾上腺素，而肾上腺素具有收缩血管和升高血压的作用，从而导致头痛。

酒是日常生活中常见的饮料，酒里的主要成分是乙醇，不同种类的酒中所含的乙醇浓度是不同的。啤酒的浓度最低，约为5%，葡萄酒的浓度是12%左右，白酒浓度通常在39%～60%之间变动。乙醇是一种强有力的中枢抑制剂。当人们饮用过量的白酒时，开始表现为精神兴奋、面部发红、自感舒适、爱交际、说话滔滔不绝，当饮酒量再增加时，患者就进入了昏睡期，表现为昏睡，皮肤湿冷，脉搏快速等等。头痛的症状一般出现在延续效应期，即人们所说的醉酒后的一段时间，可长可短，表现为头痛、头晕、失眠、肢体的抖动、震颤、胃部不适、恶心等。有人认为这是乙醇或乙醛的代谢物对脑和胃的直接毒性作用的表现。有人则认为这是由于乙醇使颅内血管收缩和舒张功能发生障碍所致。还有一种解释认为这是乙醇使β-肾上腺素能神经纤维兴奋性增高，交感神经兴奋性降低所致。长期饮酒除了头痛外，还会出现酒精依赖，肢体无力、发麻等周围神经病变，以及因为中枢神经系统内出现了沿血管分布的炎性变性而出现记忆力障碍，甚至痴呆。所以，偶尔适量饮酒助兴没有太大问题，但一次过量饮酒或长期饮酒是要坚决反对的。这既不利于我们自身的身体健康，也给家庭和社会带来了许多问题。

3. 为什么头痛患者要合理搭配膳食

饮食的不当易患一些器质性疾病，从而产生由这些器质性疾病所致的头痛。例如，高脂性饮食易致动脉粥样硬化，从而导致脑血管性头痛；饮食中含有某种毒素会致中毒性头痛等。功能性头痛可因某种饮食而诱发，这主要指偏头痛。流行病学调查发现，巧克力和酒精饮料是诱发偏头痛的主要因素。其他还有乳制品、柠檬汁、油煎脂肪食品、猪肉、洋葱、茶、咖啡等，均有不同程度的诱发偏头痛的作用。此外，味精、冰淇淋等其他冰制饮料，加工过的肉制品等也可诱发偏头痛。

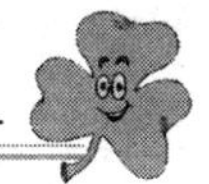

研究发现,某些食物可能导致偏头痛的发作,而另一些食物能够治疗和预防偏头痛。下列食物有可能会引起偏头痛:①酒精类饮料。②含咖啡因的饮料如茶、咖啡。③发酵的食物如面包。④乳酪或其他乳制品。⑤黄豆、毛豆等。⑥过熟的香蕉。⑦腌熏的肉类如香肠、火腿等。⑧巧克力。⑨含味精多的食物。在发生偏头痛时,可以回忆一下所吃的食物,也许偏头痛是由食物所引起的。

食物既能导致头痛,也能治疗头痛。研究发现,大多数偏头痛患者脑组织中镁含量偏低。镁是人体细胞内液中一种重要的离子成分,具有一些特殊功能,如抑制神经兴奋、调整血管张力等。在偏头痛患者的发作期与缓解期,大脑镁含量有显著的差异。所以,偏头痛患者在预防上除注意劳逸结合、睡眠充足、避免焦虑和紧张外,多食用含镁丰富的蔬菜、水果等食物,增加大脑中的镁含量,有助于缓解和治疗偏头痛。

4. 防治头痛作用较好的谷物有哪些

(1)小麦:性凉,味甘。具有清热除烦、养心安神、益肾、止渴、补虚损、厚肠胃、强气力等功效。适用于虚热之心烦不宁、头痛、失眠、多梦、盗汗、咽干舌燥、小便不利等症。《黄帝内经》中记载,小麦为“心之谷”,中医一直将小麦作为安神定志之药。小麦可磨粉,即为俗称的面粉。可制作多种面制品,是补充大脑热能的好材料。受小麦黑霉病菌污

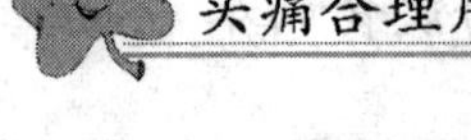

染的小麦不宜食用。

(2)大米:性平,味甘。具有益气除烦、健脾和胃、益精强志、聪耳明目、缓和五脏、生津止渴等的功效。适用于脾胃虚弱及头痛等症。大米可煮粥、蒸饭,也可炒米,磨成面制成糕点。大米常与各种食物及药物配伍煮粥,具有益气健脾补脑的作用。

(3)薏苡仁:性凉,味甘、淡。具有健脾补肺、清热利湿、养心安神、健脑等功效。适用于头痛、健忘、失眠、心悸、泄泻等。《本草纲目》中记载:薏苡仁"乃上品养心药"。用量为60～100克。

(4)黄豆:性平,味甘。具有健脾利湿、养血解毒、补脑助神等功效。适用于体虚多病、食少黄瘦、精神不振、头痛、失眠多梦等。现代研究表明,黄豆含的蛋白质占40%左右,其中含人体必需的多种氨基酸,赖氨酸的含量最高。黄豆还含20%左右的脂肪,主要为不饱和脂肪酸。黄豆含有磷脂、多种维生素、胆碱、大豆黄酮苷、皂苷,以及铁、磷、钙、钾、钠等微量元素,其中以铁的含量为最高,而且容易被人吸收利用,对促进大脑与身体的发育有益。用黄豆磨制的豆浆,有"健脑大众化饮料"的美称。黄豆的每日用量为60克,不宜过量食用,以免造成气滞腹胀。

(5)芝麻:性平,味甘。具有补肝肾、润五脏、乌须发、驻容颜等功效。适用于肝肾不足、虚风眩晕、病后虚羸、须发早白、秃发等。现代研究表明,黑芝麻中含有卵磷脂,对健脑有益。每日用量为9～15克。脾弱便溏者勿食。

(6)腐竹:性平,味甘、淡,具有益气和中、生津润燥、清

热解毒等功效。适用于头痛、神疲乏力、早衰、健忘、病后体虚等病症。现代研究表明，腐竹等豆制品中只含豆固醇，不含胆固醇，豆固醇具有抑制人体吸收动物性食品所含胆固醇的作用，有助于预防心血管疾病。腐竹中的钾/钠比值相当高，有利于降血压、降血脂，因而被专家们推荐为高血压病、动脉粥样硬化患者的健康食品。

5. 防治头痛作用较好的肉食有哪些

(1)猪心：性平，味甘、咸。具有养心补血、安神健脑作用，自古便被称为是“益心智的脏器”。《证治要诀》一书中将猪心用于治疗多汗、惊悸、不眠、健忘之症。

(2)猪脑：性寒凉，味甘。具有益肾补脑等功效。适用于健忘、耳鸣、眩晕及用脑过度所致头痛头胀等症。现代研究表明，猪脑含有丰富的蛋白质、磷脂，以及钙、磷、铁、维生素 B_1、维生素 B_2 和烟酸等物质，这些成分与人体大脑所需的营养成分大致相同。可以很好地补充人类大脑的需要，所以我国自古以来就一直用各类动物脑来滋补健脑、增加智力。猪脑的蛋白质含量较高，较难消化，不宜吃得太多，一般每次吃 1 个猪脑即可。猪脑胆固醇含量较高，血脂过高者不宜食用。

(3)猪脊髓：性寒，味甘。具有益虚劳、补骨髓、健脑等功效。中医学认为，脑为髓之海，一个人如果精髓充足则大脑一定强健，人也聪明。猪脊髓为补髓要药，日久食用可以使人增加记忆力和思维活力。猪脊髓食用时最好连骨一起炖煮。

(4)羊脑:性温,味甘。具有安神补脑等功效。适用于眩晕、头痛、失眠、健忘等。羊脑富含蛋白质、卵磷脂、脑磷脂、钙、磷、铁、维生素 B_1、维生素 B_2、维生素C和烟酸等。由于羊脑富含对人类大脑有帮助的营养成分,民间常常用其来滋养补脑。羊脑中的蛋白质、胆固醇含量较高,一次食用不宜过多,消化不良者及高脂血症患者不宜食用。

(5)驴肉:性平,味微酸。具有安神定志、补益气血、健脑等功效。适用于气血不足引起的心悸、健忘、失眠多梦之症。《备急千金要方》中记载:驴肉“主风狂,愁忧不乐,能安心气”。驴皮熬炼成胶,即为有名的补品阿胶。现代研究表明,驴肉含有丰富的蛋白质、脂肪,以及钙、铁、磷等微量元素。驴肉既健脑,又可养血活血调经,故对于女性脑力工作者是一味很合适的补养之品。一般每次用量不超过100克。

(6)牛心:性平,味甘。具有补心健脑等功效。适用于心悸、失眠、头痛、健忘等。《名医别录》中记载:牛心“补心、治虚忘”。现代研究表明,牛心含有较丰富的胆固醇,而胆固醇是大脑思维、记忆和其他智能活动所必需的物质。一次用量不超过100克为宜。患有高脂血症和冠心病的人一般不宜食用。

(7)鸽肉:性平,味甘、咸。具有滋养肝肾、补益脾胃、健脑、滋阴补血、增进食欲、增强活力、防病抗衰等功效。鸽肉含蛋白质高,且富含人体必需的氨基酸、维生素及卵磷脂。一次吃鸽肉不宜过多,以免引起消化吸收不良。

(8)鳙鱼:性温,味甘。具有温中益气、化痰平喘、润泽肌肤、暖脾养胃、益筋壮骨等功效。适用于脾胃虚弱、消化不良、四肢肿胀、腰膝酸痛、行动不便、体虚眩晕等症。鳙鱼头大且含脂肪,胶质较多,肉质肥润,是健脑佳品。

(9)龟肉:性平,味甘、咸。具有滋阴降火、补血活血、柔肝补肾、健脑、舒筋壮骨、润肺止咳等功效。适用于虚火盗汗、心悸、眩晕、耳鸣、贫血、身体虚弱、手足心热、肺痨咳嗽等病症。《名医别录》中记载:乌龟"久服益气滋智,使人能食"。龟肉含有丰富的钙质等多种营养成分,能明显改善心脑血管的生理功能,使大脑、神经系统出现的头痛、失眠多梦获得满意效果。乌龟炖食,质地厚腻,一般每次食用不可过多。阳虚怕冷者忌食。上呼吸道感染及胃肠病发病期间慎吃龟肉。

6. 防治头痛作用较好的水果有哪些

(1)香蕉:性寒,味甘,无毒。具有润肠通便、清热解毒、健脑、通血脉、填精髓、降血压等功效。香蕉是一种健脑水果,有"智慧果"的雅号。研究发现,香蕉中含有一种能帮助人脑产生5-羟色胺的物质,有传递神经信号的作用,能把信号传递到大脑的神经末梢,使人心情变得安宁,思路变得敏捷。香蕉不但鲜食美味可口,而且可以制成蕉干、蕉粉、蕉汁、糕点、糖果、蕉酒等,可以制成色拉、甜点等菜肴。香蕉一般多作为水果食用,而用于制作菜肴品种则较少。从香

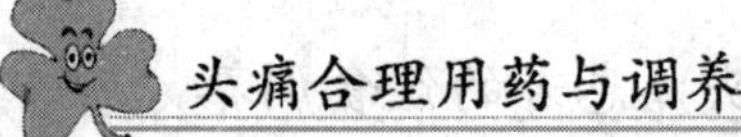

蕉的营养成分和自身的芳香味来看，烹制出来的多种菜肴食之并不比其他水果逊色，并且有独特风味，甜香爽口，诱人食欲。香蕉性寒，食入过多会影响胃肠功能。

(2)葡萄：性平，味甘、酸。具有补肝肾、益气血、强筋骨、健脑、生津利尿等功效。《神农本草经》中记载：葡萄“益气倍力强志”。葡萄除供鲜食外，还可制作葡萄酒、汁、干和罐头等。尤其是葡萄酒，可增进食欲，兴奋神经，促进新陈代谢，被称为“健脑强志饮品”。葡萄也可成为茶、粥、羹、菜肴等食谱的原料。

(3)荔枝：性温，味甘、酸。具有补脾益肝、健脑、生津止呕等功效。《食疗本草》中记载：荔枝“通神，益智，健气”。荔枝一直作为一种健脑的重要滋补品在我国民间广泛地食用。现代研究表明，荔枝含有丰富的葡萄糖，一般含量多达60％。还含有果糖、蔗糖、蛋白质，蛋白质中含有多量的精氨酸和色氨酸，尤其是色氨酸是神经递质5-羟色胺的基质，可直接影响大脑功能。荔枝还含有脂肪、多种维生素、柠檬酸、苹果酸、钙、磷、铁等。荔枝性温食后容易产生火热之症，故一次食用量不可太多，平常每次食用以鲜品10个或干品4～5克为宜。

(4)刺梨：性凉，味甘、酸而微涩。具有健胃消食、清热生津、补脑益智等功效。适用于食积饱胀、消化不良、解暑等。现代研究表明，刺梨服用后能使食欲增进，睡眠改善，通便，提神，强身，明显提高记忆力，改善大脑功能。从刺梨可食部分中分离出一种超氧化物歧化酶，这种酶无毒、无抗原性，具有抗衰老、抗炎、抗病毒感染的作用，并具有抗癌活

性。超氧化物歧化酶能防止脂质过度氧化，从而起到抗衰老、抗疲劳、抑制癌症等作用。一日用为鲜品 60 克或干品 20 克。

(5)苹果：性平，味甘酸。具有补心益气、增强记忆、生津止渴、止泻润肺、健胃和脾、除烦、解暑、醒酒等功效。苹果中含有构成大脑所需的营养成分，尤其是所含的锌元素可明显增强记忆力。所以，国外科学家把苹果称为“记忆之果”。苹果除鲜食外，还可加工成果脯、果干、果酱、果汁、罐头、苹果酒、菜肴、点心、粥羹等。苹果中含糖较多，食后应注意清洁牙齿，以免出现龋齿。吃苹果最好去皮，因为苹果病虫害的防治主要依靠化学农药，果皮中的农药残留量较高。

(6)桑椹：性寒凉，味甘。具有养血滋阴、补益肝肾、健脑等功效，适用于头痛耳鸣、心悸失眠、记忆减退、眼目干涩、视力下降、疲乏无力等。桑椹作为食疗滋补品可以久食，一日用量以 60 克左右为宜。有腹泻的人不宜食用。

7. 防治头痛作用较好的干果有哪些

(1)红枣：性温，味甘。具有补中益气、养血安神、健脑等功效。适用于胃虚食少、脾弱便溏、气血津液不足、营卫不和、心悸怔忡、妇女脏躁、皮肤干枯无泽等。《本草汇言》中记载：红枣“善补阴阳，气血，津液，脉络，筋俞，骨髓，一切虚损，无不宜之”。红枣有兴奋神经中枢、增强脑功能的作

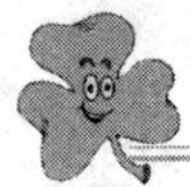

用，并具有护肝、增强肌力、抗变态反应等作用。现代研究表明，红枣含有蛋白质、脂肪、糖类、有机酸、磷、钙、铁，以及多种维生素等。红枣在强身补脑方面不愧为佼佼者。每日用量为9～15克。

（2）桂圆肉：性温，味甘。具有补益心脾、益气养血、益智安神等功效。适用于气血不足、心悸怔忡、健忘失眠、血虚萎黄、食少体倦等症。《神农本草经》中称其为“益智”，并说其能“强魂、聪明、通神明”。一日用量鲜品为9～30克，干品以6克为宜。现代研究表明，桂圆肉对增强记忆力、消除疲劳特别有效，有“益智干果”的美称。

（3）芡实：性平，味甘、涩。具有健脾止泻、固肾涩精、祛湿止带、健脑强志等功效。《神农本草经》中记载：芡实“益精气，强志，令耳目聪明”。一日用量为10～30克。现代研究表明，芡实所含的糖类、蛋白质、膳食纤维、脂肪、无机盐、维生素等营养成分能提供大脑所需的能量，为复杂智力活动补充其基本物质，并能协同保证大脑有效的工作。

（4）莲子：性平，味甘、涩。具有补肾健脾、养心益智等功效。适用于心烦不寐、多梦不安、眩晕、健忘等。《神农本草经》中记载：莲子“主补中、养神、益气力”。《太平圣惠方》中记载：莲子“可补中强志，聪明”。民间也一直将莲子作为养心安神，健脾强志之药食用。成人每次食用量以干品30克为宜，不可过多食用，以免产生腹胀，便秘之症。莲子若与茯苓、山药、白术、枸杞子配合食用，健脑作用更强。

（5）核桃仁：性温，味甘。具有补肾强腰、固精缩尿、健脑、温肺定喘、润肠等功效。适用于神经衰弱、肾虚喘嗽、腰

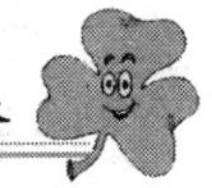

痛脚弱、阳痿、遗精、小便频数、大便燥结等。核桃仁的一日用量为 20 克。现代研究表明,核桃仁脂肪含量高达 60%以上,脂肪酸大多成分为人体不能合成的亚油酸和亚麻酸。核桃仁营养丰富,是一味安神益智的滋补品。品质优良的核桃仁可改善大脑功能,增强大脑的耐受力,调节大脑活动,强健神经系统。核桃仁含有较多的维生素 E,可使脑细胞膜免受体内生化反应产生的有害产物——自由基的损伤,延长脑细胞的寿命。痰火积热者少用,稀便、腹泻者忌用。

8. 防治头痛作用较好的食用菌有哪些

(1)银耳:性平,味甘、淡。具有滋阴润肺、益胃生津、补脑强心等功效。适用于咳嗽痰少或干咳无痰、咯血或痰中带血、口干少津、虚热烦渴、大便干结、头痛目眩、耳鸣、面赤升火、腰膝酸软、神经衰弱等症。现代研究表明,银耳具有恢复肌肉疲劳,防止放射性损伤,增加机体免疫力等作用。每日空腹时吃 1 碗冰糖银耳羹可以消除脑疲劳,提高记忆力。银耳不宜一次食用过多,以免难以消化。感冒、风寒咳嗽者禁用。大便稀溏者慎用。

(2)黑木耳:性平,味甘。具有补气强智、健胃润燥、养血止血、清肺等功效。适用于失眠多梦、眩晕健忘、贫血、月经过多、痔疮出血、肺虚咳嗽、便秘等。现代研究表明,黑木

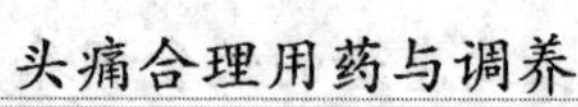

耳所含的磷脂主要为脑磷脂、卵磷脂、鞘磷脂，久服可以健脑，并可防止高血压、高血脂、糖尿病的发生。黑木耳尤其适合长期从事脑力劳动缺少锻炼而患有心脑血管疾病、痔疮、糖尿病的人食用。一日用量以鲜品60克或干品15克为宜。体质虚寒者、大便溏薄者不宜多食。

(3)茯苓：为多孔菌科寄生植物茯苓的干燥菌核。性平，味甘淡。具有利水渗湿、健脾补中、宁心安神、补脑强身等功效。适用于心悸、健忘、失眠、小便不利、水肿、脾虚泄泻、痰饮咳逆。《日华子本草》中记载：茯苓"补五劳七伤，…开心益智，止健忘"。用量6～12克。茯苓在我国民间被广泛地作为健脑延年的滋补食品。

(4)灵芝：为多孔菌科植物赤芝或紫芝的子实体。性温，味淡、微苦。具有养心安神、益气补血、健脾养胃、止咳祛痰等功效。适用于贫血、白细胞减少症、高血压、冠心病、心律失常、神经衰弱、失眠症、慢性支气管炎、慢性肝炎、肾炎、哮喘及风湿性关节炎等病症。用量1.5～3克。《神农本草经》中记载：灵芝"益心气，补中，增智慧，不忘"。现代研究表明，灵芝能调节神经系统功能，增加冠状动脉血流量，加强心肌收缩力，降低血压、血脂，促进血红蛋白的合成，保护肝细胞，提高机体的免疫功能。灵芝不仅对冠心病、心绞痛、高血压、高脂血症、心肌炎、白细胞减少症、肝炎等疾病有效，还对因心血不足所致的健忘呆滞、失眠、头痛、心悸怔忡等有较好的效果。

9. 防治头痛作用较好的叶类蔬菜有哪些

(1)苦菜:性寒,味苦。具有清热解毒、破瘀活血、消肿止痢、健脑强志等功效。适用于阑尾炎、痢疾、血淋、痔瘘、疔肿、蛇咬伤、肠炎、宫颈炎、乳腺炎、咽炎、扁桃体炎等。《饮膳正要》中记载:苦菜具有“除面目黄,强志清神,利五脏”的作用。现代研究发现,苦菜中含有胆碱等成分,对健脑有益。苦菜虽有苦味,但苦度适中,苦里回甘。人类辨别食物味道的本领,是基于溶于水或唾液中的食物化学成分作用于舌面下和口腔黏膜上的味觉细胞产生刺激,通过大脑皮质所引起的兴奋的结果。适当地吃一些苦味食品,不仅能改善食品味道,而且能醒脑提神、清心解烦、增加食欲。每日用量以鲜菜60克,干品10克为宜。

(2)芹菜:性凉,味甘、苦。具有醒脑健神、润肺止咳等功效。适用于高血压、糖尿病、失眠、尿血、头痛、妇女带下、产后出血等。现代研究表明,芹菜中含有较丰富的维生素P,可加强维生素C的作用,具有降压和降血脂作用,对原发性、妊娠性、更年期高血压均有明显作用。芹菜酸性提取物对大白鼠有温和而稳定的降压作用,其降压持续时间随剂量增加而显著延长。实验表明,芹菜的粗品提取物对兔、犬静脉注射有明显降压作用,血管灌注可引起血管扩张,用主动脉弓灌注法能对抗烟碱、山梗菜碱引起的升压反应。芹菜中还含有较多的无机盐和纤维素，有镇静和保护血管、增强骨骼发育、预防缺铁性贫血的作用。

10. 头痛患者可选用什么样的茶饮

(1)川芎茶：取川芎 3 克，茶叶 6 克。2 味共研细末，沸水冲泡，代茶饮，每日 1 剂。具有祛风止痛的功效。适用于诸风上攻，头目昏重，偏、正头痛，鼻塞身重，肌肉蠕动等症。

(2)二椒茶：取辣椒 500 克，胡椒 5 克，茶叶 10 克，食盐适量。以上 4 味捣碎，混匀后放入瓶内，密封静置 15 天即可。每取 15 克泡茶饮。具有驱寒解表的功效。适用于伤风头痛，食欲缺乏。

(3)天麻川芎茶：取明天麻 3 克，川芎 10 克，白芷 3 克，茶叶 3 克。取 1 碗黄酒，放入以上 4 味，煎成半碗，取渣再用 1 碗黄酒煎至半碗，合并药汁，每日晚上代茶饮服。具有祛风止痛的功效。适用于头风，满头作痛。

(4)玫瑰蚕豆花茶：取玫瑰花 4～5 朵，蚕豆花 12 克。2 味用沸水冲泡，代茶饮。具有醒脾开胃、增进食欲的功效。适用于肝风头痛证。

(5)葛根茶：取葛根 15 克。加水煎汤，代茶饮。具有解痉止痛的功效。适用于高血压病头痛，颈项强痛。

(6)升麻三黄茶：取升麻 18 克，生地黄 15 克，茶叶 2 克，黄连 3 克，黄芩 3 克。以上 5 味加水煎汤，去渣取汁，代茶饮，每日 1 剂。具有滋阴、清热、泻火的功效。适用于偏、正

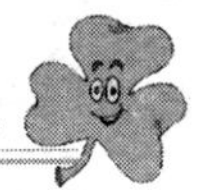

头痛。

(7)川芎葱白茶:取川芎10克,葱白10克,茶叶10克。以上3味加水煎汤,去渣取汁,代茶饮。具有祛风、通阳、止痛的功效。适用于外感风寒头痛。

(8)白芷菊花茶:取白芷9克,菊花9克。2味研末,沸水冲泡,代茶饮。具有祛风燥湿、清热解毒、消肿止痛的功效。适用于头痛,三叉神经痛。

(9)僵蚕葱白茶:取白僵蚕10克,葱白6克,茶叶3克。先将白僵蚕焙后研成细末,与葱白和茶叶一同加水煎汤,去渣取汁,代茶饮。具有祛风解痉、化痰散结、清头目的功效。适用于偏、正头痛。

11. 头痛患者可选用什么样的主食

(1)桑菊豆豉粥:取桑叶10克,甘菊花10克,豆豉10～15克,大米100克。将前3味加水煎取药汁,去渣后备用。将淘洗干净的大米放入砂锅,用旺火煮开后转用小火熬煮成稀粥,加入药汁,稍煮即成。日服1剂,分数次食用。具有疏风清热、清肝明目的功效。适用于风热头痛等症。

(2)酸梅粥:取酸梅粉25克,西米50克,白糖100克。将西米用凉水浸透,酸梅粉用清水调匀。清水入锅煮开,加入酸梅粉、白糖、西米,共煮成糊粥。日服1剂,分数次食用。具有生津止渴、和胃消食、行气止痛的功效。适用于头痛,烦躁,吐泻,痢疾,心胃气痛等。凡血热火旺者不宜食用。

(3)石膏菊芷粥:取石膏20～30克,菊花10克,白芷10克,大米100克。将石膏加2 000毫升水,煎取1 000毫升药汁,去渣后加入菊花和白芷煮800毫升汁,去渣后与淘洗干净的大米一同入锅,加200毫升水,用旺火煮开后转用小火熬煮成稀粥,调入适量白糖即成。日服1剂,分数次食用。具有清热泻火、止渴除烦、散湿止痛的功效。适用于风热头痛等症。

(4)藿香荷叶粥:取藿香15克,荷叶50克,冰糖20克,大米100克。将荷叶洗净,与藿香一同加水煎取药汁,再与淘洗干净的大米一同入锅,用旺火煮开后转用小火熬煮成稀粥,加入冰糖稍煮即成。日服2次,温热食用。具有解暑化湿、行气和胃、升清降浊的功效。适用于风湿头痛,症见头痛如裹,肢体倦怠,食少胸闷。

(5)酒酿粥:取甜酒酿100克,西米100克,鸡蛋1个,红枣50克,桂花糖10克,红糖50克。将红枣去核,洗净,切丝;鸡蛋去壳置碗内打散;西米用清水浸泡。清水上锅煮开,加入甜酒酿、红枣、红糖、西米熬煮成稀粥,淋上打散的鸡蛋,洒上桂花糖即成。日服1剂。具有益气生津、活血行经的功效。适用于头痛头风等症。

(6)杞菊地黄粥:取枸杞子15～20克,熟地黄15克,菊花10克,大米100克。将枸杞子、熟地黄加水先煎,后下菊花,取药汁与淘洗干净的大米共煮成稀粥。日服1剂,温热食用。具有滋补肝肾、疏风清热的功效。适用于肝阳头痛,症见头痛而眩,常偏重一侧,心烦易怒。

(7)橘皮山药粥:取鲜橘皮30克(干品15克),山药10

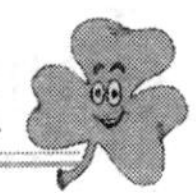

克，半夏10克，大米100克。将橘皮、半夏煎取药汁，去渣后加入淘洗干净的大米、山药，加适量水，用旺火煮开后转用小火熬煮成稀粥。日服1剂，温热食用。具有理气止痛、补脾益肾的功效。适用于气虚头痛，症见头痛绵绵，过劳益甚。

(8)人参黄芪粥：取人参3克，黄芪10克，白术10克，甘草10克，白糖适量，大米100克。将人参洗净，切片，与黄芪、白术、甘草同煎取汁，去渣后与淘洗干净的大米共煮成稀粥。日服1剂，分数次食用。具有大补元气、补脾益肺、清热解毒的功效。适用于气虚头痛，症见头痛绵绵，过劳益甚。

(9)桑椹女贞粥：取鲜桑椹60克（干品30克），女贞子20克，大米100克。将桑椹、女贞子浸泡片刻，洗净后与淘洗干净的大米同入砂锅煮粥，用旺火煮开后转用小火熬煮成稀粥。日服1剂，温热食用。具有滋补肝肾、养血祛风的功效。适用于阳虚头痛，症见头脑空痛，眩晕耳鸣，遇寒痛增。

(10)人参核桃粥：取人参3克，核桃仁10克，大米100克，冰糖适量。将人参洗净，切片，与淘洗干净的大米、核桃仁一同放入砂锅，加1 000毫升水，用旺火煮开后转用小火熬煮成稀粥，加入冰糖稍煮即成。日服1剂，分数次食用。具有大补元气、补肾温肺的功效。适用于血虚头痛，症见头痛头晕，心悸气短，神疲乏力。

12. 头痛患者可选用什么样的小吃

(1)茯苓饼：取面粉、茯苓粉、淀粉、蜂蜜、白糖、核桃仁、桂花各适量。将面粉、茯苓粉、淀粉加水调成面浆，并以此烘制皮子。另以蜂蜜、白糖熬熔，加入核桃仁、桂花拌匀成为馅子，最后每取 40 克馅平摊 1 张皮子上，再覆上 1 张皮子即成。作早餐主食或点心食用。具有健脾胃、益智安神、补肾强腰的功效。适用于脾胃虚弱、惊悸健忘、不寐或多睡、遗精、神疲、面黄肌瘦、不耐思考、用脑头痛等症。

(2)人参菠菜饺:取人参 10 克，菠菜 1 500 克，面粉 1 000 克，猪瘦肉 500 克，生姜末 10 克，葱花 20 克，胡椒粉 3 克，花椒粉 2 克，酱油 50 克，香油 5 克，食盐适量。将菠菜择洗干净，去茎留叶，然后搓成菜泥，加入适量的清水搅匀，用纱布包好，挤出绿色菜汁待用;人参润后切成薄片，烘脆研成细末待用;猪肉用清水洗净，剁蓉，加食盐、酱油、花椒粉、姜末拌匀，加适量的水搅拌成糊状，再放入葱花、人参粉、香油拌匀成馅;将面粉用菠菜汁和好揉匀，若菠菜汁不够可适当加清水，揉至面团光滑为止，揉成长条分成 200 个剂子，擀成圆薄面皮，加馅将面皮逐个包成饺子。锅内水煮沸后将饺子下锅，待饺子煮浮起来时，可加少量凉水，待馅和皮松离时，捞出装碗即成。作主食食用。具有补气养神的功效。适用于气虚所致之精神疲乏、四肢无力、心悸、失眠健忘、高血压所致之头痛目眩等。

(3)蔓荆子烩面:取蔓荆子 3 克，猪肉 40 克，小墨鱼 1 条，鱼圆 30 克，绿豆芽 60 克，面条 125 克，葱、胡椒、食盐、鸡汤、猪油各适量。将蔓荆子洗净，置于砂锅内，加水用小火煎煮 40 分钟，弃渣留汁;猪肉洗净，切成丝;墨鱼洗净，切成 1 厘米见方的小块;鱼圆切成小片;将面条在沸水里煮一下，

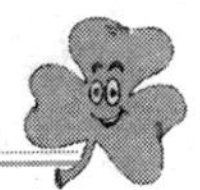

捞起,摊在竹篓之类的滤水器上。锅内放猪油,以中火烧热,将肉丝下锅,炒至变色时加绿豆芽再炒,在绿豆芽出水时将墨鱼、鱼圆一同下锅,略炒一下,随即加入鸡汤,并加食盐等调料,待汤煮开,下面,加入蔓荆子汁,略煮后加葱花即成。当主食食用。具有聪耳明目、健脑益智的功效。适用于头痛头晕、目昏耳鸣、心神不宁、注意力不集中、记忆力下降等症。血虚火旺者慎食。

13. 头痛患者可选用什么样的菜肴

(1)红旱莲炒豆腐:取红旱莲(又名金丝蝴蝶)嫩茎叶300克,豆腐200克,食盐、味精、葱花、豆油各适量。先将红旱莲去杂,洗净,切段;豆腐切块,入沸水锅焯一下,捞出。净锅上火,加油烧热,放入葱花煸香,放入豆腐、红旱莲、食盐和适量水,煮沸改用小火,炖至红旱莲入味,撒上味精,出锅即成。具有益气和中、平肝消肿、清热解毒的功效。适用于头痛,消渴,呕血,跌打损伤,疮疖,体虚等症。佐餐食用。脾胃虚寒者不宜食用。

(2)芹菜根鸡蛋:取芹菜根250克,鸡蛋2个。2味同煮至蛋熟即成。早晚2次连汤分食。具有平肝潜阳,滋补肝血的功效。适用于肝阳上亢而见头痛时作时止,经久不愈。

(3)香酥肥鸭:取光鸭1只,植物油750克(实耗约50克),花椒盐、生姜、葱、黄酒、番茄酱各适量。将光鸭洗净,在鸭的翅膀下开洞掏出内脏,洗净鸭后滤干水,鸭里外用花

椒盐擦匀，再撒花椒盐腌1小时，再加入姜、葱、黄酒，上蒸笼蒸至九成熟，取出，冷透。炒锅上火，放油烧至油面冒烟，再将整只鸭子放入炸至金黄色，炸的过程中，要经常将鸭子翻身，炸透至皮酥肉烂，用筷子能戳动时即可捞出。食时再用花椒盐、番茄酱等作调料，佐餐食用。具有滋阴养胃、清肺补血、利水消肿的功效。适用于血晕头痛，阴虚失眠，小便不利等症。

(4)荆芥鸡蛋：取荆芥末3克，鸡蛋1个。将蛋打一小孔，荆芥末放入蛋中，湿纸封口，外用黄泥包裹，火中煨熟，去蛋壳及杂物即成。日服2次。具有疏风解表、清头目、和少阳的功效。适用于外感风寒，邪恋少阳，日久不愈之偏头痛。

(5)桑叶鸡蛋：取霜桑叶6克，鸡蛋1个。2味同煮至蛋熟。饭后食用，日服2次，重者可连服数日。具有平肝、补血、和少阳的功效。适用于风热外袭或肝经郁热引起的头痛。

(6)莲子生鱼鸡蛋：取莲子100克，生鱼1条，鸡蛋3个。将生鱼剖杀去鳞及内脏，洗净后与莲子、鸡蛋一同加水煮熟，加食盐调味，顿服。具有清心醒脾、补中养神的功效。适用于紧张性头痛。

(7)桂圆干鸡蛋：取桂圆干100克，白糖适量，鸡蛋2个。将桂圆干连壳核一同捣碎，与鸡蛋一同加适量水，炖至蛋熟，去蛋壳后再炖1小时，加入白糖即成。日服1剂，分2次食用。具有补心脾、益气血的功效。适用于血虚头痛。

(8)辛夷花鸡蛋：取辛夷花10～20克，鸡蛋2个。将辛

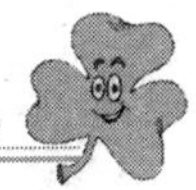

夷花与鸡蛋加适量水同煮至蛋熟，去壳后再煮片刻即成。饮汤吃蛋，日服1次，连服5次为1个疗程。具有驱风散寒、解毒、消炎的功效。适用于风寒头痛，慢性鼻窦炎、鼻炎。

(9)扁豆羊肉丝：取羊肉200克，扁豆200克，花椒5克，食盐3克，味精3克，白糖2克，黄酒5克，葱2克，生姜2克，蒜2克，香油10克，淀粉5克。将羊肉洗净，切成丝；扁豆摘去老筋，洗净，切成丝，放开水锅内烫一下，捞出放凉水中过凉，捞出控水。炒锅上火，放入香油、花椒，炸出味时将花椒捞出不用，放入羊肉丝、扁豆丝、葱丝、生姜丝，煸炒见肉丝断生，烹入黄酒，加食盐、味精、白糖、蒜末翻炒，开锅后用湿淀粉勾芡，出锅即成。佐餐食用。具有健脾补中、补益气血的功效。适用于气血双虚、眩晕头痛等症。

(10)天麻鱼头：取鲜鲤鱼1尾(重约1 500克)，川芎6克，天麻10克，茯苓10克，黄酒15克，白糖20克，大葱9克，生姜末6克，食盐3克，味精3克，胡椒粉3克，酱油10克，香油10克，湿淀粉、鲜汤各适量。将鲜鲤鱼去鳞、鳃和内脏，洗净，装入盘内；将川芎、茯苓切成大片，用2次淘米水泡上；再将天麻放入泡过川芎、茯苓的淘米水中浸泡4～6小时，捞出天麻置米饭上蒸透，切成薄片待用。将天麻片放入鱼头和鱼腹内，置盆中，然后放入大葱、生姜，加适量水，上笼蒸30分钟；用湿淀粉、鲜汤、白糖、食盐、味精、胡椒粉、香油等调料，在锅内煮开勾芡，浇在天麻鱼头上即成。佐餐食用。具有活血祛风、养血生发、健脾和中、补益肝肾的功效。适用于肝肾阴虚、肝阳上亢引起的头痛、目眩肢麻、耳鸣耳聋、高血压、神经衰弱等。低血压头昏者不宜食用。

14. 头痛患者可选用什么样的汤羹

(1)清脑羹:取银耳10克,蜜炙杜仲10克,冰糖50克,猪油适量。将银耳用温水浸泡30分钟,然后去杂质洗净,撕成片状;冰糖置锅中,加少许水用小火熬至糖呈微黄色,去渣待用。杜仲置锅中,加清水煮20分钟,取药汁约300多毫升,反复3次,共取1 000毫升药汁,与银耳和适量清水一同用旺火煮沸再转用小火熬煮3～4小时,待银耳烂时加入冰糖液,起锅前加入猪油即成。佐餐食用。具有滋补肝肾、清脑宁神、壮腰膝的功效。适用于肝肾阴虚引起的头晕头痛、耳鸣失眠、腰酸膝软、神疲乏力等症。

(2)银耳杏仁豆腐汤:取银耳25克,甜杏仁50克,豆腐150克,粟米50克,火腿片少许,猪瘦肉200克,食盐适量。将银耳用清水浸透泡发,洗净备用;粟米、甜杏仁、豆腐、火腿片、猪瘦肉用清水漂洗干净,甜杏仁去衣,豆腐切成片,火腿切成小方块,猪瘦肉切成粒状,备用。取汤锅上火,加适量清水,用旺火煮沸,下入银耳、甜杏仁、粟米、火腿片、猪瘦肉,改用中火炖约1小时,加入豆腐和食盐即成。佐餐食用。具有健脾开胃、清热润燥的功效。适用于头痛、大便不畅、失眠烦躁、烟酒过度等症。脾胃虚寒之人不宜多服食。

(3)茼蒿鱼头汤:取鲜茼蒿250克,大鱼头1个,生姜2片,食盐适量。将鲜茼蒿洗净;生姜洗净,切片;鱼头去鳃洗

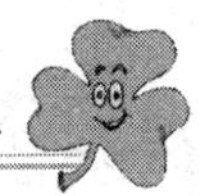

净，用刀剖开。炒锅上火，放油烧热，将鱼头煎至微黄色；瓦煲内加适量清水，用旺火煮开，再放入鱼头和生姜片，改用中火继续煲沸 10 分钟，再放入茼蒿，待菜熟时加入食盐即成。佐餐食用。具有补益肝肾、健脑益智、祛风止痛的功效。适用于头晕头痛、身体虚弱、记忆力减退、精神不振、智力低下、面色苍白等症。

(4)香菜鸡蛋汤：取鲜香菜 30～60 克，鸡蛋 1 个。将香菜洗净，加 400 毫升水煎至 200 毫升，去渣；另取鸡蛋打散后加入汤中煮熟，调味服用。佐餐食用。具有健脑益智、健胃止痛的功效。适用于紧张性头痛、月经痛、虚寒性胃痛等症。

(5)猪脑天麻汤：取猪脑 100 克，天麻 9 克，枸杞子 9 克，鲜汤 100 克，黄酒 8 克，生姜片 5 克，葱结 5 克，食盐 3 克，味精 1 克，胡椒粉 0.2 克。将天麻洗净，切成极薄片，烘干研末；枸杞子用温水洗一下；猪脑去净血筋，洗净，与天麻末同放碗中，加入葱结、生姜片、食盐、味精、胡椒粉、黄酒、鲜汤，入蒸笼蒸熟透后取出，去葱姜即成。日服 1 剂，连用 7 天。具有补脑祛风、止晕止痛的功效。适用于中青年用脑过度所致的头痛、头晕。

(6)鲩鱼冬瓜汤：取鲩鱼 250 克，冬瓜 250～500 克，植物油、食盐各适量。将鲩鱼去鳞、鳃及内脏，洗净，下热油锅，煎至鱼尾呈金黄色，再放入洗净切好的冬瓜块，加适量清水，炖汤 3～4 小时，汤成后加食盐调味即成。不拘时食用。具有平肝、祛风、利尿、清热的功效。适用于因肝阳上亢所致的头痛眼花、高血压，以及肾炎水肿或其他原因引起的水肿。

(7)清炖鸭汤:取青头鸭 1 500 克,草果 5 克,赤小豆 250 克,葱白 25 克,食盐适量。将青头鸭宰杀后去内脏,洗净,再将草果、赤小豆洗净放入鸭腹内,缝好切口,放入锅中,加适量水,用旺火煮开后改为中火,煮至七成熟时放入葱段和食盐,炖熟即成。佐餐食用。具有和肝理气、健脾开胃、利尿消肿、扶正祛邪的功效。适用于全身水肿、嗜睡疲倦、胸腹胀满、两耳失聪、偏正头痛等症。

15. 防治头痛作用较好的其他食品

(1)生姜:性微温,味辛。具有发汗解表、温胃止呕、解毒等功效。用生姜医治偏头痛已得到证实。美国耶鲁大学神经学专家建议偏头痛患者改用替代疗法,即服用姜粉胶囊,或把生姜捣烂成糊状,敷在痛处,收效甚佳。在康涅狄格州格里芬医院的疼痛和头痛研究中心,用这种办法每周医治 40～50 名偏头痛患者,治愈率达到 60%。生姜能够治疗偏头痛的报道,已经引起世界卫生组织的注意。该组织开始审慎地建议采用生姜治疗炎症、偏头痛等疾病。

(2)蜂蜜:性平,味甘。具有润肺补中、润燥滑肠、清热解毒、健脾益胃、缓中止痛等功效。适用于脾胃虚弱、胃肠溃疡、大便燥结等症。《神农本草经》中记载:蜂蜜“久服强志轻身,不老延年”。现代研究表明,蜂蜜中含有丰富的微量元素,如铁、锰、镍、铜、钙、钾、磷、钠、镁等,还含有对人体很有帮助的氧化氢酶、淀粉酶、转化酶、脂酶等酶类和有抗菌作用的活性生理物质,并含有能促进人体大脑思维与记

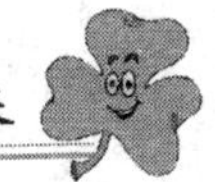

忆的乙酰胆碱和叶酸。这些物质进入人体后可促进大脑的发育成长，改善因用脑过度带来的头痛、神经衰弱、健忘，补充大脑各种营养，提高思维和记忆力。每日用量为15～30克。胃胀便溏者忌服。

(3)蜂乳：性平，味甘、酸。具有滋补强壮、益智健脑、健脾养肝等功效。现代研究表明，蜂乳成分相当复杂，含有多种氨基酸、维生素、多种微量元素、脂肪、泛酸、叶酸、肌醇、乙酰胆碱、酶类和人体所需的多种生物活性物质。常吃蜂王浆，可以增加食欲，促进新陈代谢，提高耐力，加强机体抵抗力和促进生长。蜂乳还具有兴奋中枢神经系统，提高智力和治疗失眠及健忘等疾病。每日用量为10克。蜂乳制品久服有发生性早熟的现象，少年儿童慎服。

(4)茶叶：性寒，味苦、甘、辛。具有清利头目、除烦止渴、清热解毒、下气消食、悦神延寿等功效。适用于头目昏痛、头风、喉疾、烦渴、痘疮诸种中毒等。《千金要方·食治》中记载：茶叶“令人有力，悦志”。《日用本草》中记载：茶叶“除烦止渴，解腻清神”。现代研究表明，茶叶对中枢神经系统的作用咖啡因能兴奋神经中枢，使精神兴奋，思想活跃，消除疲劳，过量则引起失眠、心悸、头痛、耳鸣、眼花等不适症。咖啡因、茶碱可直接兴奋心脏，扩张血管，对末梢血管有直接扩张作用。失眠者忌服。活动性消化性溃疡患者不宜多饮茶。每日用量为3～9克。

(5)花粉：为经蜜蜂采集的植物花粉。性平，味甘。具有益气养血、滋补强壮、安神益智等功效。适用于体弱多病、精力不足、纳呆倦怠、少寐健忘、早衰等症。现代研究表

明，花粉中含有许多与蜂蜜类似的成分，具有多种生物活性物质，能增强记忆力，降血脂，防治动脉硬化，增加冠状动脉血流量，促进造血功能，提高免疫功能，消除疲劳，以及抗癌杀菌等效能。

16. 头痛患者为什么要注意对症食疗

饮食疗法通过合理地调配食物，不但提供丰富的营养，而且能用其固有的性味和作用，改善机体的不平衡状况，从而起到药物所不能达到的某些作用。采用不同的烹调方式，做成患者易于接受的菜肴。饮食治疗头痛的原则是不能凌驾于药物治疗之上，饮食配方要多样化。

食物疗法是通过日常生活必需的饮料、食物摄入，达到防治疾病的方法。通过饮食疗法可以补充营养、排出毒素、支持身体健康，并不断研究和探索形成了饮食文化。我国的饮食文化通过结合我国传统医药理论而形成了独具优势的“食疗”。它就是将每种食物都归纳于一定的属性，如热、凉、补等，对照人体疾病时的属性而使用。例如，体热要吃性凉的食物，体虚要吃性补的食物。对于头痛的患者，首先要分析头痛的性质及原因，从而用相应的食物疗法，如风寒头痛要用辛温散寒的姜糖茶，高血压头痛可饮决明子茶等。同时，也要考虑人体体质、居住环境、时令等的差异，如胖者多痰，瘦者多火，南方人多容易上火等。

17. 头痛患者有什么饮食宜忌

头痛特别容易出现在工作压力、生活压力大的青年人，而偏头痛是最常见的一种，反复发作，很难治愈。有些食物可能导致偏头痛的发作，有些食物则能够防治偏头痛。

牛奶、乳制品、酒类、巧克力是最早被发现可能导致偏头痛的几种食物。许多人都嗜好的巧克力、葡萄酒中酪氨酸含量偏高，这种氨基酸进入人体可转变成肾上腺素，肾上腺素增高将引起头痛发作。青年人既是偏头痛的好发人群，又是牛奶、乳制品、巧克力、酒类等食品的最大一群消费者，这可能是青年人易患偏头痛的重要原因。有人认为，那些经常发生偏头痛的人对一些食物过敏。国外的实验发现，人们经常食用的面粉、橘子、蛋类、牛肉等可能导致过敏反应从而出现头痛，避免食用这些食物后头痛有所缓解。

研究表明，多数偏头痛者脑组织中镁水平低于正常，镁是人体细胞中一种重要的离子成分，具有许多特殊生理功能，能激活体内多种酶，抑制神经兴奋，维持核酶结构稳定，参与蛋白质合成、肌肉收缩和体温调节、影响血管张力。研究表明，缺镁与大脑皮质的抑郁加重、中枢神经递质释放，以及血小板聚集过多相关，表现出情绪不安、易激动、神经反射亢进等症状。这些均与偏头痛发病密切相关。头痛患者大脑中镁的含量明显低于正常人，发作期与缓解期的脑

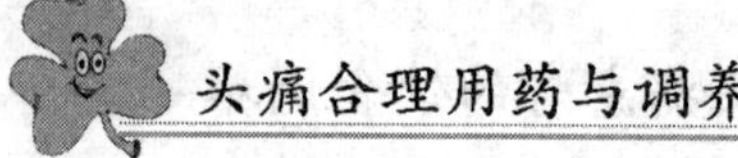

镁含量无明显差异。适当增加含镁丰富且不会破坏人体物质代谢平衡的优质蔬菜、水果及其他食物,可以提高脑组织含镁浓度。如果患有偏头痛,除了注意劳逸结合、睡眠充足、避免焦虑和紧张外,可多食用含镁丰富的食物来减轻头痛。

现代营养学家推荐的富镁且其他营养素均较均衡的食物如:谷类有荞麦面、小米、玉米、高粱面等;豆类有黄豆、黑豆、豇豆、蚕豆、油豆腐、豆腐皮、腐竹、豌豆、青豆、百页等;蔬菜、水果类有雪里蕻、冬菜、枸杞子、辣椒干、苋菜、芥蓝、荠菜、干蘑菇、香菇、紫菜、桂圆,虾米及调味品中的黄酱、芝麻酱等均可选入膳。其中每100克紫菜含镁460毫克,居诸品之首,被誉为"微量元素的宝库"。